随身听中医传世经典系列

总主编◎裴颢

难经集注

宋·王惟一　明·王九思　王鼎象　石友谅◎注

中国健康传媒集团
中国医药科技出版社

图书在版编目（CIP）数据

难经集注 / (宋) 王惟一等注 . -- 北京：中国医药科技出版社，
2024.12
（随身听中医传世经典系列）
ISBN 978-7-5214-3008-0

Ⅰ . ①难… Ⅱ . ①王… Ⅲ . ①《难经》—注释 Ⅳ . ① R221.9

中国版本图书馆 CIP 数据核字（2022）第 023263 号

策划编辑　白　极　　美术编辑　陈君杞
责任编辑　李亚旗　　版式设计　也　在

出版　**中国健康传媒集团｜中国医药科技出版社**
地址　北京市海淀区文慧园北路甲 22 号
邮编　100082
电话　发行：010-62227427　邮购：010-62236938
网址　www.cmstp.com
规格　880×1230mm $\frac{1}{64}$
印张　4 $\frac{1}{8}$
字数　120 千字
版次　2024 年 12 月第 1 版
印次　2024 年 12 月第 1 次印刷
印刷　北京金康利印刷有限公司
经销　全国各地新华书店
书号　ISBN 978-7-5214-3008-0
定价　**28.00 元**

获取新书信息、投稿、
为图书纠错，请扫码
联系我们。

内容提要

　　《难经》，又称《黄帝八十一难经》，战国时名医秦越人著，是现存最早的医学典籍之一。书中将《黄帝内经》的主要内容，设八十一个问题，以解释疑难的方式对脉学、经络学、藏象、疾病、腧穴、针刺等中医理论均有发挥。

　　《难经集注》一书是现存最早的《难经》注本，全书共分五卷十三篇八十一首，系宋代王惟一、明代王九思等人辑录三国时东吴太医令吕广，唐代杨玄操，宋代丁德用、虞庶、杨康侯等人有关《难经》的注文汇编而成，其中吕注是已知《难经》的最早注文。书中多处引用了《黄帝内经》等经典医籍及其他经史书籍之文，对于后人整理研究《难经》、了解《难经》早期注本情况及相关古医籍的研究等均有重要的参考价值。

出版者的话

中医学是中华文明的瑰宝，是中国优秀传统文化的重要组成部分，传承发展中医药事业是适应时代发展要求的历史使命。《关于促进中医药传承创新发展的意见》指出：要"挖掘和传承中医药宝库中的精华精髓"，当"加强典籍研究利用"。"自古医家出经典"，凡历代卓有成就的医家，均是熟读经典、勤求古训者，他们深入钻研经典医籍，精思敏悟，勤于临证，融会贯通，创立新说，再通过他们各自的著作流传下来，给后人以启迪和借鉴。因此，经典医籍是经过了千百年来的临床实践证明，所承载的知识至今仍然是中医维护健康、防治疾病的准则，也是学习和研究中医学的必由门径。

中医传承当溯本求源，古为今用，继承是基础，应熟谙经典，除学习如《黄帝内经》《伤寒杂病论》等经典著作外，对后世历代名著也要进行泛览，择其善者而从之，如金元四家及明清诸家著作等，可扩大知识面，为临床打好基础。

然而中医典籍浩如烟海，为了帮助读者更好地"读经典做临床"，切实提高中医临床水平，我社特整理出版了《随身听中医传世经典系列》，所选书目涵盖了历代医家推崇、尊为必读的经典著作，同时侧重遴选了切于临床实用的著作。为方便读者随身携带，可随时随地诵读学习，特将本套丛书设计为口袋本，行格舒朗，层次分明，同时配有同步原文诵读音频二维码，可随时扫码听音频。本套丛书可作为中医药院校学生、中医药临床工作者以及广大中医药爱好者的案头必备参考书。

本次整理，力求原文准确，每种古籍均遴选精善底本，加以严谨校勘，若底本与校本有文字存疑之处，择善而从。整理原则如下。

（1）全书采用简体横排，加用标点符号。底本中的繁体字、异体字径改为规范简体字，古字以今字律齐。凡古籍中所见"右药""右件""左药"等字样中，"右"均改为"上"，"左"均改为"下"。

（2）凡底本、校本中有明显的错字、讹字，经校勘无误后予以径改，不再出注。

（3）古籍中出现的中医专用名词术语规范为现代通用名。如"藏府"改为"脏腑"，"旋复花"改为"旋覆花"等。

（4）凡方药中涉及国家禁猎及保护动物（如虎骨、羚羊角等）之处，为保持古籍原貌，未予改动。但在临床应用时，应使用相关代用品。

希望本丛书的出版，能够为读者便于诵读医籍经典、切于临床实用提供强有力的支持，帮助读者学有所得、字有所成，真正起到"读经典，做临床，提疗效"的作用，为中医药的传承贡献力量。由于时间仓促，书中难免存在不足之处，亟盼广大读者提出宝贵意见，以便今后修订完善。

中国医药科技出版社

2022 年 3 月

集注难经序

　　《黄帝八十一难经》者，斯乃勃海秦越人之所作也。越人受桑君之秘术，遂洞明医道，至能彻视脏腑，剖肠剔心，以其与轩辕时扁鹊相类，乃号之为扁鹊。又家于卢国，因命之曰卢医。世或以卢扁为二人者，斯实谬矣。按黄帝有《内经》二帙，帙各九卷，而其义幽赜，殆难穷览。越人乃采摘英华，抄撮精要，二部经内凡八十一章，勒成卷轴，伸演其道，探微索隐，传示后昆，名为八十一难。以其理趣深远，非卒易了故也。既弘畅圣言，故首称黄帝，斯乃医经之心髓，救疾之枢机。所谓脱牙角于象犀，收羽毛于翡翠者矣。逮于吴太医令吕广为之注解，亦会合元宗，足可垂训。而所释未半，余皆见阙。余性好医方，问道无倦，斯经章句，特承师授。既而耽研无斁，十载于兹，虽未达其本源，盖亦举其纲目。此教所兴，多历年代，非惟文句舛错，抑亦事绪参差，后人传览，良难领会。今辄条贯编次，使类例相从，凡为一十三篇，仍旧八十一首。吕氏未解，今并注释，吕氏注不尽，因亦伸之，并别为音义，以彰厥旨。昔皇甫元晏总三部为甲乙之科，近世华阳陶贞白广肘后为百一之制，皆所以留情极虑，济育群生者矣。余今所演，盖亦远慕高仁，迩遵盛德，但恨庸识有量，圣旨无涯，绠促汲深，玄致难尽。

前歙州歙县尉杨玄操序

目　录

卷之一

卷之二

卷之三

卷之四

卷之一

经脉诊候第一凡二十四首

一难曰：十二经皆有动脉。

吕曰： 是手足经十二脉也。

丁曰： 十二经皆有动脉者，是人两手足各有三阴三阳之经也，以应天地各有三阴三阳之气也。所谓天地三阴三阳，各有所主，其时自春分节后，到夏至之前九十日，为天之三阳所主也；夏至之后，秋分之前九十日，天之三阴所主也；秋分节后，冬至之前九一日，是地之三阴所主也；冬至之后，春分节前九十日，地之三阳所主也。凡左右上下，各有此三阴三阳之气，合为十二，故人亦有十二经也，所主左右上下之分也。又，人膈以上者，手三阴三阳所主也，即通于天气；膈以下，足三阴三阳所主也，即通于地气。其通天气者，为气为脉，其通地气者，主味归形。故十二经通阴阳，行气血也。又，经者，径也，递相溉灌，无所不通。所以黄帝云：十二经处百病，次决死生，不可不通也。其言十二经皆有动脉者，即在两手三部各有会动之脉也。左手寸部，心与小肠动脉所出也。心脉曰手少阴，小肠脉曰手太阳，其应东南方君火，在巽是也。左手关部，肝胆动脉所出也。肝脉曰足厥阴，胆脉曰足少阳，其应东方木，在震是也。左手尺部，肾与膀胱动脉所出也。肾脉曰足少阴，膀胱脉曰足太阳，其应北方水，在坎是也。右手寸部，肺与大肠动脉所出也。肺脉曰手太阴，大肠脉曰手阳明，其应西方金，在兑是也。右手关部，脾胃动脉所出也。脾脉曰足太阴，胃脉曰足阳明，其应中央土，在坤是也。右手尺部，心包络与三焦动脉所出也。心包络曰手厥阴，三焦脉曰手少阳，其应南方相火，在离是也。此三部动脉所出，故经言皆有动脉也。

杨曰：凡人两手足，各有三阴脉三阳脉，合十二经脉。肝脉曰足厥阴，脾脉曰足太阴，肾脉曰足少阴，胆脉曰足少阳，胃脉曰足阳明，膀胱脉曰足太阳，肺脉曰手太阴，心脉曰手少阴，大肠脉曰手阳明，小肠脉曰手太阳，包络脉曰手厥阴，三焦脉曰手少阳。凡脉皆双行，故有六阴六阳也。

吕曰： 足太阳动委中，足少阳动耳前。

杨曰： 下关穴也。又动悬钟。

吕曰： 足阳明动跗上。

杨曰： 冲阳穴也，在足跗上，故以为名。又动颈人迎，又动大迎。

吕曰： 手太阳动目外眦。

杨曰： 瞳子髎穴也。

吕曰： 手少阳动客主人。

杨曰： 又动听会。

吕曰： 手阳明动口边。

杨曰： 地仓穴也。

吕曰： 又动阳溪。足厥阴动人迎。

杨曰： 按人迎乃足阳明脉，非足厥阴也。

吕曰： 厥阴动人迎，误矣。人迎通候五脏之气，非独因厥阴而动也。按厥阴脉动于回骨焉。

吕曰： 足少阴动内踝下。

杨曰： 太溪穴也。按此动脉非少阴脉也。斯乃冲脉动耳。冲脉与少阴并行，因谓少阴脉动，其实非也。亦吕氏之谬焉。少阴乃动内踝上五寸间也。

经曰：弹之以候死生是也。

吕曰：足太阴动髀上。

杨曰：箕门穴也。

吕曰：手少阴动腋下。

杨曰：极泉穴也。又动灵道、少海。

吕曰：手心主动劳宫。手太阴脉动大渊。

杨曰：又动尺泽、侠白、天府也。

虞曰：吕、杨二注，惟各取其经脉流行之穴，言其动脉，与本经下文独取寸口之义不相乘也。庶今举之。经曰：脉会大渊。大渊在两手掌后鱼际间，乃手太阴脉之动也。太阴主气，是知十二经脉会于大渊。故圣人准此脉要会之所，于人两手掌后鱼际间，分别三部，名寸、尺、关，于三部中诊其动脉，乃知人五脏六腑虚实冷热之证。谓一经之中，有一表一里，来者为阳，去者为阴，两手合六部，六部合之为十二经，其理明矣。察阳者，知病之所在，察阴者，知死生之期。故曰十二经皆有动脉也，乃合诊法。

独取寸口，以决五脏六腑死生吉凶之法，何谓也?

丁曰：夫独取寸口诊法者，其一指指下，各有上下左右长短浮沉滑涩迟数，见病吉凶也。此法是黄帝《脉要精微论》中之旨也。越人引此一篇，以为众篇之首也。昔黄帝问曰：诊法何如? 岐伯对曰：常以平旦，阴气未动，阳气未散，饮食未进，经脉未盛，络脉调匀，气血未乱，乃可诊有过之脉。切脉动静，视精明，察五色，视五脏有余不足，形之盛衰，参伍决死生之分也。此者是独取寸口之法也。

杨曰：自"难曰"至此，是越人引经设问，从"然"字以下，是解释其义，馀悉如此，例可知也。

然：寸口者。脉之大会，手太阴之脉动也。

吕曰：太阴者，肺之脉也。肺为诸脏上盖，主通阴阳。故十二经皆会手太阴寸口。所以决吉凶者，十二经有病，皆见寸口，知其何经之动，浮沉滑涩，春秋逆顺。知其死生也。

丁曰：其手太阴者，是右手寸部也，为肺，主其气，为五脏六腑之华盖。凡五脏六腑有病，皆见于气口，故曰大会也。

虞曰：五味入胃，化生五气。五味者，甘、辛、咸、苦、酸。五气者，膻、腥、香、焦、腐，乃五行之气味也。其味化气，上传手太阴。太阴主气，得五气以溉灌五脏。若胃失中和，则不化气，手太阴无所受，故寸口以浮、沉、长、短、滑、涩，乃知病发于何脏。故经云：寸口者，脉之大要会也。《五脏别论》曰：五味入口，以藏于胃，以养五脏气。本经曰：人受气于谷。《玉机真脏论》曰：因胃气乃能至手太阴。《阴阳应象大论》曰：味归形，形归气，气归精，精归化。夫如是，则知人之气自味而化，上传手太阴。故寸口为要会也。

人一呼脉行三寸，一吸脉行三寸，呼吸定息，脉行六寸。

吕曰：十二经、十五络、二十七气，皆候于寸口，随呼吸上下。呼，脉上行三寸；吸，脉下行三寸，呼吸定息，脉行六寸。二十七气，皆随上下行，以窬行于身，寐行于脏，昼夜流行，无有休息时。

丁曰：言人一呼脉行三寸，一吸脉行三寸，呼吸定息，脉行六寸者，即是天地阴阳升降定息也。即是周于六甲，而又日月晓昏，人呼吸上下，以六气周身，故乃法定息六寸也。

人一日一夜，凡一万三千五百息，脉行五十度，周于身，漏水下百刻，荣卫行阳二十五度，行阴亦二十五度，为一周也。故五十度复会于手太阴寸口者，五脏六腑之所终始，故法取于寸口也。

吕曰：人一息脉行六寸，十息脉行六尺，百息脉行六丈，千息六十丈，万息六百丈，一万三千五百息，合为八百一十丈为一周。阳脉出行二十五度，阴脉入行二十五度，合为五十度。阴阳呼吸，覆行周毕度数七。脉行周身毕，即漏水百刻亦毕也。谓一日一夜漏刻尽，天明日出东方，脉还寸口，当复更始也。故曰：寸口者，五脏六腑之所终始也。

丁曰：按旧经注，其脉息以为八百一十丈，即当水下二刻，得周身一度。如百刻，计周身五十度。如此，则行阳五十度，行阴亦五十度，此乃甚与经意不同也。经言行阳二十五度，行阴亦二十五度，共得五十度而复会也。所谓行阳行阴各二十五度者，谓一岁阴阳，始于立春，交相复会于立春，故共行五十度也。日之晓昏，人之寤寐，皆在于平旦。日行二十四时，复会于是。人气始自中焦，注手太阴，行其经络，计二十四，亦复交会于手太阴。其右寸内有穴太渊，是脉之大会始终。故各计二十五，所以言寸口者，脉之终始也。

虞曰：二百七十息，脉行一十六丈二尺，及一周身，应漏水下二刻；一万三千五百息，脉行八百一十丈，应漏水下百刻。是知一日一夜，行五十周于身。凡行阴阳，分昼夜，是故行阳二十五度，行阴二十五度也。

漏水下百刻图

水下四刻移一经，复还于手太阴，
其得百刻，荣卫各计二十五度。

一岁阴阳升降，会于立春。一日阴阳晓昏，会
于艮时。一身荣卫还周，会于手太阴，同天度，
一万三千五百息。荣卫始于从中焦，注手太阴、阳

明，阳明注足阳明太阴，太阴注手少阴太阳，太阳
注足太阳少阴，少阴注手心主少阳。少阳注足少阳、
厥阴，厥阴复还注手太阴。天度二十四气，昼夜
二十四时，人身经二十四条，流注与天同度。所以
计一万三千五百息。

二难曰：脉有尺寸，何谓也？然：
尺寸者，脉之大要会也。

吕曰：诸十二经脉，三部九候，有病者皆见于
尺寸。故言脉之大要会也。丁曰：旧经注此说为五
脏六腑之法者，非也。大要会者，谓尺寸阴阳往复，
各有要会也。

从关至尺是尺内，阴之所治也；从关至鱼际是
寸，内阳之所治也。

吕曰：至尺者，言从尺至关，其脉见一寸。而
言尺者，是其根本，寸口长一寸，而脉见九分。阳
数奇，阴数偶也。

故分寸为尺，分尺为寸。

丁曰：分寸为尺者，人从关至尺泽穴当一尺也。

于其尺内，分一寸以代一尺之法，是故分寸为尺，分尺为寸也。

故阴得尺内一寸。

丁曰：阴数偶也。

阳得寸内九分。

丁曰：阳数奇也。

尺寸终始，一寸九分，故曰尺寸也。

丁曰：尺寸之法，旧经有注，言诸家所传撰不同。执引三部，辄相去一寸，以备三寸。并不见一寸九分之理。其一寸九分之法者，盖为尺寸之位，各有阴阳始终也。阳气者，生于尺而动于寸；阴气者，生于寸而动于尺。是以法阳气始生于立春，上至芒种之节，其数九，三阳王于前，法寸内九分而浮，夏至之节，其气下行，至立冬而终，其数十，即三阴王于后，法尺内一寸而沉。故知尺寸各有始终也。此是越人引其阳中阴阳始终也。所谓阴中阴阳始终者，阴气复从立秋而生，下至冬至之节，其数十。冬至之后，随少阳上行，至立夏之节，其数九。此者，天地阴阳始终，故法尺寸阴阳各有始终也。天地要会之门，在于四立，谓之天门、地户、人门、鬼门。人之气口、人迎左右神门，亦法也。

杨曰：寸、关、尺三位，诸家所撰，多不能同。故备而论之，以显其正。按皇甫士安脉诀，以掌后三指为三部，一指之下为六分，三部凡一寸八分。华佗脉诀云，寸尺位各八分，关位三分，合一寸九分。王叔和《脉诀》云：三部之位，辄相去一寸，合为三寸。诸经如此差异，则后之学者，疑惑弥深。然脉法始于黄帝，《难经》起自扁鹊，此之二部俱祖宗，诸家诸论，盖并枝叶尔。正可务本遗末，不容逐末忘本。今的举指归，用明大要，宜依黄帝正经，以掌后三寸为三部，则寸与关、尺各得一寸，备三才之义也。此法永定，不可移改。其王叔和可谓得之矣。凡诊脉者，先明三部九候之本位，五脏六腑之所出，然后可以察其善恶，以别浮沉。如其本位尚迷，则病源莫辨，欲其愈疾，亦难矣哉。三部者，寸、关、尺也，九候者，天、地、人也。一部之中则有天、地、人，三部之中，合为九候，以候五脏之气也。其五脏六腑所出者，左手寸口者，心与小肠脉之所出也；关上者，肝与胆脉之所出也；尺中者，肾与膀胱脉之所出也。关前一分者，人迎之位也；关后一分，神门之位也。右手寸口者，肺与大肠脉之所出也；关上者，脾与胃脉之所出也；尺中者，命门三焦脉之所出也。关前一分者，气口之位也；关后一分者，神门之位也。凡五脏之脉并为阴，阴脉皆沉，六腑之脉并为阳，阳脉皆浮。假令左手寸口脉浮者，小肠脉也；沉者，心之脉也。余皆仿此。斯乃脉位之纲维，诊候之法式也。

虞曰：杨氏诸论，数家寸尺长短部分，互有不同，令后人难为依据。庶今明之，以示后学。华佗之说，乃如《脉经》言，果不谬矣。王叔和以三寸为式，义有隐微。此乃黄帝正经之说，岂有误也。况上古以一肤指为四寸，王叔和必取其肤指之三寸，与今之一寸九分，短长相近也。何休注《公羊传》云：侧手为肤，按指为寸，即其义也。况越人生于周，采《灵枢》《素问》作此《难经》，今之寸尺度量，乃周之制也。故越人取一寸九分为定式，乃天九地十之义也。

二难画图此二难以下画图，皆下注图也。

凡此以下画图内黑白道以分阴阳终始。其天门、地户、人门、鬼门，是阴阳升降关格门户，其气口、人迎、左右神门，是呼吸上下尺寸关格门户。

阴气始于立秋，阳气始于立冬，

阴气终于立夏，阳气终于立春。

天地阴阳升降始终之图

手足阴阳流注始终之图

离中虚 ䷍ 夏至

诸阳会于首，诸阴至胸中。

尺寸阴阳随呼吸出入上下始终图

阴为里随呼至寸内，阳为表随吸至尺外。

寸外

人迎

气口

胸中寸内

腹中关上

关外

尺外

神门

神门

尺内

此图明其人迎气口、左右神门，尺寸关前关后一分。

案：《素问》云：人迎气口在颈，法象天地，要会始终之门户。

三难曰：脉有大过，有不及，有阴阳相乘，有覆，有溢，有关，有格，何谓也？然：关之前者，阳之动，脉当见九分而浮，过者，法曰大过。减者，法曰不及。遂上鱼为溢，为外关内格。此阴乘之脉也。

吕曰：过者，谓脉过九分，出一寸，名曰大过。减者，脉不及九分至八分、七分、六分也，此为不及之脉也。遂上鱼者，出一寸至鱼际也，一名溢脉，一名外关之脉，一名内格之脉，一名阴乘之脉，一脉有四名也。

丁曰：大过者，寸脉本浮，又加实大，是为阳大过也。上鱼者，为阳溢。浮而损小者，是阳不及也。阳不及，则阴出乘之，又名阴溢。此者，是外关内格。

虞曰：气有余，脉乃大过；气不足，脉乃不及。外关则内脉不得出，故曰不及，亦曰阴乘脉。内格则外脉不得入，故曰大过，亦曰溢脉。下文关后之义，反此言之也。

关以后者，阴之动也。脉当见一寸而沉，过者，法曰大过。减者，法曰不及。遂入尺为覆，为内关外格，此阳乘之脉也。

吕曰：过者，谓脉出过一寸，至一分、二分、三分、四分、五分，此大过之脉也。减者，谓不满一寸，脉见八分、七分或六分、五分，此为不及之脉。遂入尺以言覆。覆脉者，脉从关至尺泽皆见也。此覆行之脉，所以言覆者，脉从关至尺泽，脉见一寸，其余伏行不见也。今从关见至尺泽，故言覆行也。一名覆脉，一名内关，一名外格，一名阳乘之脉也。

丁曰：大过者，为尺脉本沉，又加实大，名曰阴太过。沉之损小者，是谓不及，阴不及则阳入乘之，此为阳覆。又名内关外格也。

故曰覆溢。是其真脏之脉，人不病而死也。

吕曰：脉来见如此者，此皆诸病相乘克之脉，非谓外邪中风伤寒之类。脉已见，人虽未病，病即死，不可治也。

丁曰：此者是自有增损，使阴阳不守本位。有此覆溢，故形不病而死也。

虞曰：阴阳不相荣，脉乃上鱼入尺，故曰覆溢之脉。脉既覆溢，此由关格所致。本经曰：关格者，不得尽其命而死也，不病亦死。

三难画图

凡诊脉于掌后约文，密排三指，头指半指之前为寸外，阳中之阳；半指之后，为寸内，阳中之阴。第二指半指前，为关上，阳；半指后，关下，阴。第三指半指之前，为尺外，阳；半指之后，为尺内，阴。寸外阳浮散，寸内阴浮大；关上阳弦长，关下阴弦紧；尺外阳沉滑，尺内阴沉涩。此左手脉之阴阳，察其脉状，明其覆溢。

立春、雨水泰卦所主，为阳所生。

小满、芒种乾卦所主，故阴至立夏而终。

立秋、处暑否卦所主，为阴始生。

小雪、大雪坤卦所主，故阳至立冬而终。

以上阳不见曰阳不及

以上阴见曰阴溢

以上阳中阳分

以上阳中阴分

以下阴不见为阴不及

以下阳见为覆

以下阴中阳分

以下阴中阴分

以上阳不见为阳不及

以上朋见为朋溢

以上阳中阴分

以上阳中阳分

以下阴不见为阴不及

以下阳见为覆

以下阴中阳分

以下阴中阴分

四难曰：脉有阴阳之法，何谓也？

然：呼出心与肺，吸入肾与肝，呼吸之

间，脾受谷味也，其脉在中。

吕曰：心肺在膈上，脏中之阳，故呼其气出；肾肝在膈下，脏中之阴，故吸其气入；脾者，中州主养四脏，故曰呼吸以受谷气。

丁曰：经言呼出者，非气自心肺而出也，为肾肝在膈下，主内，因呼而出至心至肺，故呼出心与肺也。又心肺者在膈上，主外，故吸即随阴而入至肾至肝。故经曰：呼者因阳出，吸者随阴入，其呼吸阴阳相随上下，经历五脏之间，乃脾受谷味也。又脾者主中州，故言其脉在中也。

浮者，阳也。

杨曰：按之不足，举之有余，故曰浮。

丁曰：谓脉循行皮肤血脉之间，在肌肉之上，则名曰浮也。

虞曰：阳象火而炎上，故曰浮也。

沉者，阴也。

杨曰：按之有余，举之不足，故曰沉。

丁曰：谓脉循行帖节辅骨，名曰沉。

虞曰：阴象水而润下，故曰沉。

故曰阴阳也。心肺俱浮，何以别之？然浮而大散者，心也。浮而短涩者，肺也。

杨曰：细而迟，来往难且散，或一止，名曰涩也。

丁曰：心者，南方火也，故脉来浮而大散。其大者是脏，散者是腑也。肺者，西方金也。金主燥，其脉浮涩而短。短者，脏也。涩者，腑也。

虞曰：心象火，明烛于外，故浮大而散，肺属金，其位居高，故浮短而涩，故曰心肺俱浮也。

肾肝俱沉，何以别之？然：牢而长者，肝也。

杨曰：按之但觉坚极，故曰牢。

丁曰：肝者，东方木也，其脉牢而长。牢者，脏也。长者，腑也。

虞曰：肝属木，根本生于地，牢义可知；枝叶长于天，长理出此也。

按之濡，举指来实者，肾也。

丁曰：肾者，北方水也，主寒，其性濡沉。濡者，脏也。沉滑者，腑也。

杨曰：按之不足，举之有余，谓之濡也。大而长，微强，按之应指幅幅然者，谓之实。

虞曰：火性外柔，按之乃濡，水性内刚，举指来实，则其义也。脾者，中州，故其脉在中。

丁曰：脾者，中央土也。能成养四旁，故随四时而见，所以经不言脉之象也。

杨曰：脾王于季夏，主养四脏。其脉来大小浮沉，故依四时。王脉俱至四季一十八日，即变宽缓，是脾之王气也。上有心肺，下有肾肝，故曰在中也。

虞曰：上文言呼吸之间，脾受谷味。此言脾者中州，其脉在中。谷者，谷也。谷，空也。谓人之呼吸之气，自谷而有。脾土属土，位居中央。土者，五方物始终以之，故受谷味，乃处中州。故曰，其脉在中也。

是阴阳之法也。脉有一阴一阳、一阴二阳、一阴三阳；有一阳一阴、一阳二阴、一阳三阴。如此之言，寸口有六脉俱动耶？然：此言者，非有六脉俱动也，谓浮、沉、长、短、滑、涩也。

丁曰：经前引五脏之脉，以应五行。今引此三阴三阳之脉，以应六气。其浮滑长，三阳也；其沉短涩，三阴也。凡持三部中，察此六脉，即可知阴阳伏匿之法也。若皮肤之下，是脉之下为阳部也。若有此三阴之脉见，是阴上乘于阳也。若肌肉之下，是脉之下为阴部也。若有此三阳脉见，即是阳气下乘于阴也。此乃是上下察阴阳之法也。

杨曰：过于本位谓之长，不及本位谓之短也。

浮者，阳也。滑者，阳也。长者，阳也。

杨曰：按之往来流利，展转替替然，谓之滑。

沉者，阴也。短者，阴也。涩者，阴也。所谓一阴一阳者，谓脉来沉而滑也。

丁曰：其脉若在左尺而见，此是肾与膀胱表里，顺也。若在左寸口，即为病脉，逆也。

一阴二阳者，谓脉来沉滑而长也。

丁曰：此脉见于阴部，即是阳下乘于阴也。

一阴三阳者，谓脉来浮滑而长，时一沉也。

丁曰：此者是阳伏于阴也。

所言一阳一阴者，谓脉来浮而涩也。

丁曰：浮涩者肺脉，当见右手寸口。即是本部之阴阳，即顺也。若在左关，病，即是逆也。

一阳二阴者，谓脉来长而沉涩也。

丁曰：即乏血气，皆涩也。

一阳三阴者，谓脉来沉涩而短，时一浮也。

丁曰：若有阳部见之，此谓阴伏阳也。

各以其经所在，名病逆顺也。

杨曰：随春夏秋冬，观其六脉之变，则知病之
逆顺也。

**五难曰：脉有轻重，何谓也？然：
初持脉如三菽之重，与皮毛相得者，肺
部也。如六菽之重，与血脉相得者，心部也。**

吕曰：菽者，豆也。言脉之轻重，如三豆之重，
在皮毛之间。皮毛者，肺气所行也，言肺部也。心
主血脉，次于肺，如六豆重。

如九菽之重，与肌肉相得者，脾部也。

吕曰：脾在中央，主肌肉，故次心，如九豆之
重也。

如十二菽之重，与筋平者，肝部也。

吕曰：肝主筋，又在脾下，故次之。

按之至骨，举指来疾者，肾也。

吕曰：肾主骨，其脉沉至骨，故曰肾也。

故曰轻重也。

丁曰：经言菽者，豆也。此是诊脉举按之法也。此篇当在四难之前，以等阴阳高下。

虞曰：脉之轻重，经中所载甚详。若依经逐位寻之，义且浅矣。今举一例为式。假令左手寸口如三菽得之，乃知肺气之至。如六菽之重得之，知本经之至。如九菽得之，知脾气之至。如十二菽得之，知肝气之至。按之至骨得之，知肾气之至。夫如是，乃知五脏之气，更相溉灌。六脉因兹亦有准绳，可以定吉凶，可以言疾病，余皆仿之，故曰轻重也。

六难曰：脉有阴盛阳虚，阳盛阴虚，何谓也？然：浮之损小，沉之实大，故曰阴盛阳虚；沉之损小，浮之实大，故曰阳盛阴虚。是阴阳虚实意也。

吕曰：阳脉是寸口，本浮而实。今轻手浮而得之，更损减而小，故曰阳虚。重手按之，沉，反更实大，沉者阴，故言阴实也。

丁曰：阳脉本浮，轻手而按其脉，损至而小，此是阳虚不足也。阴脉本沉而濡，今重手而按之，损至而小，是阴不足也。阳脉本浮，更加实大，此是阳盛阴虚也。《素问》曰：诸浮者，肾不足也。

虞曰：人之所禀者，阴阳也。阴阳平，权衡等，则无更虚更实之证。今言盛与虚，则为病之脉。《脉要精微论篇》曰：阴盛则梦涉大水恐惧；阳盛则梦大火燔灼；阴阳俱盛，则梦相杀毁伤。夫如是，可验阴阳虚实之意也。

七难曰：经言少阳之至，乍小乍大，乍短乍长。阳明之至，浮大而短。太阳之至，洪大而长。太阴之至，紧大而长。少阴之至，紧细而微。厥阴之至，沉短而敦。此六者，是平脉邪？将病脉邪？然：皆王脉也。其气以何月？各王几日？然：冬至之后得甲子，少阳王；复得甲子，阳明王；复得甲子，太阳王；复得甲子，太阴王；复得甲子，少阴王；
复得甲子，厥阴王。王各六十日，六六三百六十
日，以成一岁。此三阳三阴之王时日大要也。

吕曰　少阳王正月、二月，其气尚微少，故其
脉来进退无常。阳明王三月、四月，其气始萌未盛，
故其脉来浮大而短也。太阳王五月、六月，其气太
盛，故其脉来洪大而长。太阴王七月、八月，乘夏
余阳，阴气未盛，故其脉来紧大而长。少阴王九月、
十月，阳气衰而阴气盛，故其脉来紧细而微也。厥
阴王十一月、十二月，阴气盛极，故言厥阴，其脉
来沉短以敦。敦者，沉重也。四时经一阴一阳八王，
此《难经》三阳在前，三阴在后，其王所以不同者，
其移各异也。《难经》谓从正月至六月，春夏半岁，
浮阳用事，故言三阳王在前；从七月至十二月，秋
冬半岁，沉阴用事，故言三阴在后，谓四时阴阳夫
妇之王也。

丁曰　夫三阴三阳之气王，随六甲以言之。此
法是按黄帝《六节藏象论篇》云：天以六六之节成

一岁，其自冬至之后，得甲子，即是年初之气分也。其甲子或在小寒之初，或在大寒之后。所以少阳之气，未出阴分，故其脉乍大、乍小、乍短、乍长也。复得甲子，阳明王，其阳明之至，浮大而短，为二之气。其后始暄，其气未盛，是故阳明之至，浮大而短。太阳之至，洪大而长，复得甲子，为三之气。盛阳之分，故太阳之至，洪大而长也。太阴之至，紧大而长，复得甲子，为四之气。暑湿之分，秋气始生，乘夏余阳，故太阴之至，紧大而长也。少阴之至，紧细而微，复得甲子，为五之气。清切之分，故少阴之至，紧细微也。厥阴之至，沉短而敦，复得甲子，为终之气。盛阴之分，水凝而如石，故厥阴之至，沉短而敦也。此三阴三阳之脉王，随六甲之日数，故有此六脉之状，是谓平脉也。

八难曰：寸口脉平而死者，何谓也？然：诸十二经脉者，皆系于生气之原。所谓生气之原者，谓十二经之根本也，谓肾间动气也。此五脏六腑之本，十二经脉之根，呼吸之门，三焦之原，一名守邪之神。故气者，人之根本也。根绝则茎叶枯矣。寸口脉平而死者，生气独绝于内也。

吕曰：寸口脉平而死者，非应四时脉，其脉状若平和也。又曰：十二经皆系于生气之原，所谓生气之原者，为十二经本原也。夫气冲之脉者，起于两肾之间，主气，故言肾间动气；挟任脉上至喉咽，通喘息，故云呼吸之门；上系手三阴三阳为支，下系足三阴三阳为根，故圣人引树以设喻也。其三焦之原者，是三焦之府，宣行荣卫，邪不妄入，故曰守邪之神也。人以尺脉为根本，寸脉为茎叶。寸脉虽平，尺脉绝，上部有脉，下部无脉者，死也。

杨曰：寸口脉平者，应四时也。所云死者，尺中无脉也。尺脉者，人之根本。根本既绝，则茎叶枯焉。然则以尺脉为根本，寸脉为茎叶，故引树以为譬也。

丁曰：肾间动气者，谓左为肾，右为命门。命门者，精神之所舍，元气之所系也。一名守邪之神者，以命门之神固守，邪气不得妄入，入则死矣。此肾气先绝于内，其人不病，病即死矣。

虞曰：经言十二经，皆系于生气之原，谓肾间动气也，何以言之？谓两肾之间动气者，乃人之所受父母之原气。肾者，北方子之正位。故圣人云：元气起于子。子者，坎之方位。坎者，即父母之元气也。谓乾为天为父，坤为地为母，今坎之初六、六三，乃坤之初六、六三也；坎之九二，乾之九二也。谓乾坤交于六三，九二而成坎卦。坎主子位，所以元气起于子也。肾者，水也。《黄庭经》云：是水之精，坎之气。今言两肾之间，即人之原气也。术士云：肾间曰丹田，亦曰隐海，中有神龟，呼吸原气，故曰呼吸之门也。人之三焦，法天地三元之气，故曰三焦之原。十二经脉凭此而生，乃曰十二经之根也。今寸口传受谷气，其脉但平和，奈人之生气之原，已绝于两肾之间，则十二经无所相依据，虽寸脉平和，人当死矣。所以喻木之无根本也。肾者，足少阴之经也，左为肾，右曰命门。命门有穴，在背十四椎节下。又有志室二穴，在十四椎节下两旁各三寸，有神守于命门，不令邪入志室。邪入志室，人则死矣。

九难曰：何以别知脏腑之病耶？
然：数者，腑也。迟者，脏也。

杨曰：去来急促，一息过五至，名数也；呼吸三至，去来极迟，故曰迟也。

数则为热，迟则为寒。诸阳为热，诸阴为寒。故以别知脏腑之病也。

吕曰：病者阳，故其脉数；脏者阴，故其脉来迟。

杨曰：阳脉行疾，故病乃数，阴脉行迟，故病乃迟。此直云病在脏腑，不显其名，则病莫知准的。若数而弦者，病在胆。迟而弦者，病在肝。除脏腑，悉依本状，而迟数皆仿此也。

虞曰：阳气乱则数，阴气虚则迟，则知脏腑有寒热之证也。

丁曰：脉者，计于漏刻，其春秋二分，昼夜

五十刻，则阴阳俱等，故得平和。冬夏二至，昼夜不等。夏至之前，昼六十刻，故六至为数，故数则为热；冬至之前，夜加六十刻，故阴多阳少，是为寒。夫阴阳漏刻可定，人自有损益，故迟数有加。所以经云：诸阳为热，诸阴为寒。

十难曰：一脉为十变者，何谓也？然：五邪刚柔相逢之意也。假令心脉急甚者，肝邪干心也。

吕曰：夏心主，脉见浮大而散。今反弦，弦者，肝脉来干心也。

杨曰：干，犹乘也。

虞曰：母乘子曰虚邪。

心脉微急者，胆邪干小肠也。

吕曰：小肠，心之腑，脉当浮大而洪。长而微弦者，胆脉也。

虞曰：阳干于阳，阴干于阴，同气相求也。

心脉大甚者，心邪自干心也。

吕曰：心脉虽洪大，当以胃气为本。今无胃气，故其脉大甚也。此为心自病，故言自干心也。

虞曰：此失时脉也。

心脉微大者，小肠邪自干小肠也。

吕曰：小肠，心之腑。微大者，其脉小，为小肠自病，故言自干也。

虞曰：小肠，太阳脉也，王于五六月，其脉洪大而长。今得之微大，是知小肠之邪，自干小肠也。此曰正经自病，法曰正邪，故云自干也。

心脉缓甚者，脾邪干心也。

吕曰：缓者，脾脉乘心，故令心脉缓也。

虞曰：心脉见缓甚，此曰子之乘母，法曰实邪。

心脉微缓者，胃邪干小肠也。

吕曰：胃脉小缓见于心部。小肠，心腑，故言干之。

虞曰：于心部中，轻手得之小缓是也。

心脉涩甚者，肺邪干心也。

吕曰：涩，肺脉，故言干心也。

虞曰：金反凌火，此曰微邪脉也。

心脉微涩者，大肠邪干小肠也。

吕曰：微涩，大肠脉；小肠，心腑，故曰干也。

心脉沉甚者，肾邪干心也。

吕曰：沉者，肾脉，故言干也。

虞曰：心火炎上，其脉本浮。今见沉形，水来克火，法曰贼邪也。

心脉微沉者，膀胱邪干小肠也。

吕曰：微沉者，膀胱脉也；小肠，心腑，故言干也。

五脏各有刚柔邪，故令一脉辄变为十也。

吕曰：此皆夏王之时，心脉见如此者，为失时脉。

杨曰：刚柔，阴阳也。邪者，不正之名，非有身王气，而水来干身为病者，通谓之邪也。

虞曰：推此十变之候，乃五行胜复相加，故圣人谓之五邪也。五脏各有表里，更相乘之，一脉成十，故十变也。有阳有阴，故曰刚柔也。于本位见他脉，故曰相逢干也。圣人乃以心一脏为例，其余皆可知也。

丁曰：其言肝邪干心，胆邪干小肠者，此皆虚邪干心也。心邪自干心，小肠邪自干小肠者，此皆为正邪也。脾邪干心，胃邪干小肠者，此皆为实邪也。肺邪干心，大肠邪干小肠者，此皆微邪也。肾邪干心，膀胱邪干小肠者，此皆贼邪也。所谓刚柔相逢者，则十杂也。其十杂者，甲与己合，甲为刚，己为柔；戊与癸合，戊为刚，癸为柔；丁与壬合，丁为刚，壬为柔；丙与辛合，丙为刚，辛为柔；乙与庚合，乙为刚，庚为柔。凡刚柔相逢为病者，刚甚则为病重，柔甚则为病微。柔逢刚，谓从所不胜于刚，故为病甚也。刚逢柔，谓从所胜于柔，故为病微也。其一脉十变之法，是师引此一部之中二经说此。五邪相干，为之十变。凡两手三部，各有二经。六部之内，各有五邪十变也。故从其首，计其数，六部十变也。数有六十，是谓六十首也。黄帝曰：先持阴阳，然后诊六十首之谓也。

十一难曰：经言脉不满五十动而一止。

吕曰：经言一脏五十动，五脏二百五十动，谓之平脉。不满五十动者，无有五十动也，是以一脏无气也。

一脏无气者，何脏也？然：人吸者随阴入，呼者因阳出。今吸不能至肾，至肝而还，故知一脏无气者，肾气先尽也。

杨曰：按经言持其脉口，数其至也。五十动而不一代者，五脏皆受气，是为平和无病之人矣。四十动而一代者，一脏无气，四岁死；三十动而一代者，二脏无气，三岁死；二十动而一代者，三脏无气，二岁死；十动而一代者，四脏无气，一岁死；不满十动而一代者，五脏无气也，七日死。《难经》言止，本经言代。按止者，按之觉于指下而中止，名止。代者，还尺中停久方来，名曰代也。止、代虽两经不同，据其脉状亦不殊别，故两存之。

虞曰：此与第八难生气独绝之义略相似。八难言：父母生气源已绝于两肾之间，故云死也。此言一脏无气，言呼吸之间，肺行谷气，肾间父母之原气，亦无谷气所养，原气渐耗，乃知四岁必死。故云肾气先尽也。

丁曰：五十动者，是天地阴阳，以漏刻为制度。

人之脉息，为自有损益，故无常数。其益过于六十，心肺有余也。心肺有余，则肾肝不足也。其损者不及四十之数，则心肺不足，乃肾肝有余也。今阳气虚少，故不满五十也。其言动而止者，谓吸不能至肾至肝而还，此是阳不荣于下，故肾气先绝也。绝则止也。此法又与生气独绝于内同法也。

十二难曰： 经言五脏脉已绝于内，用针者反实其外；五脏脉已绝于外，用针者反实其内，内外之绝，何以别之？

然： 五脏脉已绝于内者，肾肝气已绝于内也，而医反补其心肺；五脏脉已绝于外者，其心肺脉已绝于外也，而医反补其肾肝。阳绝补阴，阴绝补阳，是谓实实虚虚，损不足，益有余。如此死者，医杀之耳。

吕曰： 心肺所以在外者，其脏在膈上，上气外为荣卫，浮行皮肤血脉之中，故言绝于外也。肾肝所以在内者，其脏在膈下，下气内养筋骨，故言绝于内也。

丁曰：夫五脏内外者，为心肺在膈上，通于天气也。心主于脉，肺主于气，外华荣于皮肤，故言外也。肾肝在下，通于地气，以藏精血，最于骨髓。心肺外绝，绝则皮聚毛落；肾肝内绝，绝则骨痿筋缓。诊其脉，学者不能明于内外虚实，致使针药误投，所以实实虚虚，损不足，益有余。如此死者，是医杀之耳。

王翰林集注黄帝八十一难经卷之一

释音

一难：荣卫上于平反

二难：际音祭，画也

三难：覆芳福切，反复也；乘食陵切，侵也；濡乳兖切，下同

四难：别之上彼列反；当涩音色

五难：菽音叔

六难：沉持林反

七难：敦都昆反，厚也

八难：茎_{音衡}

九难：数_{色角切}

十难：爱_{音换}

卷之二

十三难曰：经言见其色而不得其脉，反得相胜之脉者即死；得相生之脉者病即自已。色之与脉，当参相应，为之奈何？然：五脏有五色，皆见于面，亦当与寸口尺内相应。假令色青，其脉当弦而急。

吕曰：色青，肝也；弦急者，肝脉，是谓相应。

虞曰：色青脉弦，中外相应也。《素问》曰：肝部在目下，于此视色，以参脉证。

色赤，其脉浮大而散。

吕曰：色赤，心也；浮大而散，心脉也，是谓相应。

虞曰：色赤脉大，色脉相应也。《素问》曰：心部在口，视色合脉。

色黄，其脉中缓而大。

吕曰：色黄者，脾也。中缓而大，脾脉也。

虞曰：此色脉相应也。《素问》曰：脾部在唇，色见其中，以应脉状。

色白，其脉浮涩而短。

吕曰：白者，肺也，浮涩而短，肺脉也。

虞曰：肺部见于阙庭，两眉上也。

色黑，其脉沉濡而滑。

吕曰：色黑者，肾色也。肾主水，水性沉，肾亦在五脏之下，故其脉沉濡而滑。

虞曰：肾色之见于肌皮，在面取其地阁。

此所谓五色之与脉，当参相应也。

吕曰：此正经自病，不中他邪故也。

虞曰：谓应本经虚实之证也。

丁曰：经言色青脉弦而急，色赤脉浮而散，色黄脉中缓而大，色白脉浮涩而短，色黑脉沉濡而滑。此是五脏色脉皆相应，谓正经自病无他色也，脉相则所以言当参相应也。

脉数，尺之皮肤亦数。

丁曰：数即心也，所以臂内皮肤热也。

脉急，尺之皮肤亦急。

丁曰：急者，臂内经络满实，所以坚急也。

脉缓，尺之皮肤亦缓。

丁曰：缓者，肌肉消，故皮肤亦缓弱也。

脉涩，尺之皮肤亦涩。

丁曰：肺主燥，所以臂内皮肤亦涩也。

脉滑，尺之皮肤亦滑。

丁曰：肾主水，其脉滑，所以臂内皮肤亦滑也。此五者，皮肤滑、涩、急、缓、数，又与色脉参同也。

吕曰：此谓阴阳脏腑浮沉滑涩相应也。

五脏各有声色臭味，当与寸口尺内相应。

丁曰：其言相应者，脉数、色赤、皮肤热，此是心之一脏，色脉皮肤参相应也。脉急、青色、皮肤经络坚急，此是肝之一脏，色脉反肤参相应也。脉缓、色黄、皮肤缓，此是脾之一脏，色脉皮肤参相应也。脉涩、色白、皮肤涩，此是肺之一脏，色脉皮肤参相应也。脉滑色黑、皮肤滑，此是肾之一脏，色脉皮肤参相应也。凡诊脉者，先须循臂之内外，然后诊脉视色也。

虞曰：肝脉弦，其色青，其声呼，其臭膻，其味酸。心脉洪，其色赤，其声笑，其臭焦，其味苦。脾脉缓，其色黄，其声歌，其臭香，其味甘。肺脉涩，其色白，其声哭，其臭腥，其味辛。肾脉沉，其色黑，其声呻，其臭腐，其味咸，此谓相应也。

其不相应者病也。

虞曰：相应，谓正经自病也。假令肝病，脉弦，色青，多呼，好膻，喜酸，此曰自病也。不相应者，乃如下说。假令肝病，脉涩，色白，多哭，好腥，喜辛，此曰相反。声色臭味，皆见肺之证候，金之贼木，此曰贼邪，不相应，必死也。

假令色青，其脉浮涩而短，若大而缓为相胜；浮大而散，若小而滑为相生也。

吕曰：色青者，肝也。浮涩而短者，肺也。肺胜肝为贼邪。若大而缓，为脾脉也。肝胜脾，故言相胜也。浮大而散，心脉也，心为肝之子；若小而滑，肾脉也，肾为肝之母，肝为肾之子，子母相生，故为相生也。

丁曰：经引肝之一脏，其脉当弦急，其色当青，即为顺也。色青脉涩者，逆也。脉若大而缓，是肝胜于脾也，其病甚。故云相胜。若脉浮大而散，若小而滑，是为相生也。

经言知一为下工，知二为中工，知三为上工。上工者十全九，中工者十全八，下工者十全六，此之谓也。

吕曰：五脏一病辄有五。今经载肝家一脏为例耳。解一脏为下工，解二脏为中工，解五脏为上工。

丁曰：上工者，谓全知色、脉、皮肤三法相生相胜本始，故治病十全其九。中工知二，谓不能全收，故治病十全得八。下工知一，谓不解明于全法，一心治已病，故十全得六也。

虞曰：工者，万学万全，乃曰工也。凡为医者，穷《难经》，察脉之浮沉，脏腑虚实；通《素问》，知经脉往来，针之补泻；穷《本草》，识药之寒温，气味所归。全此三家，然后治病，可曰知三为上工也。医不三世，不服其药，谓非工也。《素问》曰：五脏之象，可以类推，五脏相错，可以意识，此可曰工也。

十四难曰：脉有损至，何谓也？
然：至之脉，一呼再至曰平。

吕曰：平者，谓平调之脉也。

丁曰：平者，无过之脉也。

虞曰：人之呼吸，曰阴阳也。一呼一吸，谓之
一息，经言一呼再至，一吸再至，谓之平脉也。人
呼吸法阴阳，一息法一年。一息脉动四至，四至法
四时。一呼脉行三寸，法三阳。一吸脉行三寸，法
三阴。故曰平也。

三至曰离经。

吕曰：经言再至曰平，三至曰离经，不如经言
也，其人必病。

丁曰：谓加于阴之二倍，故曰离经。

虞曰：经者，常也。谓脉离常经之所。细而
言之，人一呼脉行三寸，一吸脉行三寸，呼吸定
息，脉行六寸。一日一夜，一万三千五百息，脉行
八百一十丈，乃为一周。后从始起之经再行。令一
呼脉三至，脉行四寸半。一吸三至，脉行四寸半，

一息脉行九寸。一日一夜一万三千五百息，脉行一千二百一十五丈，过于半脉，不在所起之经再起，故曰离经也。举一例以拟之：如人一日周行百里，却从初行之处再行曰平。今一日却一百五十里，过于五十里，不在周而复始之处再行，故曰离经也。

四至曰夺精。

吕曰：其人短困夺精者，鼻目唇口精候色夺诊见也。

丁曰：谓加于阴四倍，故曰夺精。

虞曰：平脉一息行六寸，今夺精之脉，一息行一尺二寸。此乃一日一夜息数，乃行两日夜脉度数。尺寸脉诸夫为数脉者，阳气乱，况阳为病，颇亦狂言，颜色恍惚。吕氏言鼻目唇口精候色夺者，非也。夫人纳五味，味归形，形归气，气归精。今一息四至，乃阳气乱，故脉数。数则气耗，耗则精无所归，犹如夺去，故曰夺精。如人一日行一百里，今一日行二百里，气疲乏则耗也。

五至曰死。

吕曰：其人病证候已见，脉复加一至，定当死也。

虞曰： 此比平脉一倍过半，四至已是夺精，五至，其死明矣。

丁曰： 为加于阴六倍，故曰死也。

六至曰命绝，此死之脉。

吕曰： 不出日死。

虞曰： 五至，死之渐也。六至，今死矣。此言死之脉也。必是言至之脉，恐写之误，可合下文。

何谓损？一呼一至曰离经。

丁曰： 为阴加于阳四倍也。

虞曰： 前之至脉离经，谓脉行过半。此之损脉离经，谓脉行减半，以下吸养于呼也。

二呼一至曰夺精。

丁曰： 谓阴加于阳六倍也。

虞曰： 平人脉，一日一夜，五十周身。今二呼而脉一至，一日一夜，不及一十三周身，脉只行及二百二丈五尺，其人气耗血枯，神惨色夭，精华犹如夺去。

三呼一至曰死。

虞曰：平人之脉，三呼脉六至，一日一夜，八百一十丈，无危。今三呼脉一至，脉口行一寸半。一日一夜，只行及一百三十五丈，不及九周身，如此之候，死可待也。

四呼一至曰命绝，此谓损之脉也。

虞曰：四呼当八至，今四呼脉一至，一日一夜，不及七周身。气血已尽，脏败神去，故命绝也。

至脉从下上，损脉从上下也。

吕曰：至脉从下上者，谓脉动稍增，上至六，至多而呼少；损脉从上下者，谓脉动稍减至一，呼多而至少也。

损脉之为病奈何？然：一损损于皮毛，皮聚而毛落。

虞曰：一损损肺，肺主皮毛，故皮聚而毛落也。

二损损于血脉，血脉虚少，不能荣于五脏六腑也。

虞曰：二损损血脉，是知心受之。心主血，今则心血枯，不能荣于五脏六腑也。

三损损于肌肉，肌肉消瘦，饮食不为肌肤。

虞曰：脉之三损损于脾。脾者，受纳五味，以化生五气脏腑，以长肌肤。今既损，故味不化，则肌肉消瘦也。

四损损于筋，筋缓不能自收持。

虞曰：四损损肝，病乃如是。《素问》曰：其有伤筋，纵，其若不容。容，不收持也。

五损损于骨，骨痿不能起于床。反此者至于收病也。

虞曰：今之五损损于肾。肾主骨，故骨痿不能起于床。《素问》曰：肾热则腰脊不举，骨枯髓减，发为骨痿。痿者，无力也。

吕曰：收者，取也。经但载损家病，不载至家病。至家者，诸阳六腑病。六腑病，苦头痛身热，忽特不利，与损家病异。今反载损家病证，故损脉于此受病，非是至家病也。

从上下者，骨痿不能起于床者死。

吕曰：从肺损至骨，五脏俱尽，故死。肺在上也。

虞曰：至此推穷损家病证，一损肺，二损心，三损脾，四损肝，五损肾。乃如第五难脉轻重菽数下损之肾也。

从下上者，皮聚而毛落者死。

吕曰：从肾损之肺，亦复五脏俱尽，故死也。此是损家。然病证，非至家病证。肾在下故也。

治损之法奈何？然：损其肺者，益其气。

吕曰：肺主气，今损，故当以针药益其气也。

丁曰：肺者，主其气。故损即补之以针，补其手太阴经中俞大渊穴也。以辛味佐不足，即是益其气也。

损其心者，调其荣卫。

吕曰：心者，荣卫之本。今损，当以针药调之。

丁曰：心者，主荣卫。故损即补之以针，补其手少阴经中井，手厥阴经中井，是其母。手少冲，手中冲，亦是其母。以苦味佐之，此调其荣卫之现也。

虞曰：心主血。血为忧愁，思虑伤于心，因兹致损。凡人血流据气，气动依血，宣调荣卫，节忧愁思虑以治之。

损其脾者，调其饮食，适其寒温。

吕曰：脾主饮食。今其气衰损，谷不消化，故当调适寒温也。

丁曰：脾损则调其饮食，适其寒温。谓脾主意思，故顺其意思，饮食适其寒温也。

虞曰：脾化水谷以生气血，今见脾损，饮食不为肌肉，宜调节饮食，无令伤脾也。适其寒温者，启玄子谓春凉食，夏冷食，秋温食，冬热食也。本经曰：饮食劳倦伤脾也。

损其肝者，缓其中。

吕曰：肝主怒，其气急。故以针药以缓其中。

丁曰：肝主怒，以甘缓其中，以土味和其肝。当补足厥阴合曲泉穴是也。

虞曰：怒则气逆，脉乃强急，以凭方术，以缓其中。《素问·脏气法时论篇》曰：肝苦急，急食甘以缓之。又曰：宜食甘，粳米、牛肉、枣、葵，味皆甘，甘性缓也。

损其肾者，益其精。此治损之法也。

吕曰：肾主精。今损，故以针药补益其精气。

丁曰：益其精者，以咸味补之，当补足少阴经中复溜穴，是其母也。

虞曰：耗用过多而致损肾，宜凭咸味以补精华。

脉有一呼再至，一吸再至；有一呼三至，一吸三至；有一呼四至，一吸四至；有一呼五至，一吸五至；有一呼六至，一吸六至。

虞曰：此重明前之至脉病证，乃如后说。

有一呼一至，一吸一至；有再呼一至，再吸一至；有呼吸再至。

虞曰：此重明损脉轻重生死，当如后说。

脉来如此，何以别知其病也？然：脉来一呼再至，一吸再至，不大不小曰平。一呼三至，一吸三至，为适得病。

虞曰：脉三至曰离经，反于常经，知病始得。

前大后小，即头痛目眩。

虞曰：病在三阳。

前小后大，即胸满短气。

丁曰：前大者，为寸外大也。后小者，寸内小也。寸前大则头痛目眩。寸后大者，胸满短气。经言寸部法天，主胸以上至头有疾故也。

虞曰：病在三阴。

一呼四至，一吸四至，病欲甚。

虞曰：脉病反常经。法曰：夺精之脉脉大，法曰浑浑革至如涌泉者，病进欲甚之理明也。

脉洪大者，苦烦满。

虞曰：病在三阳，阳盛烦满。

沉细者，腹中痛。

虞曰：病在三阴，阴主于内，故腹中病也。

滑者，伤热。

虞曰：脉动如徐前，却流利替替然，热盛于气，其脉滑也。

涩者，中雾露。

虞曰：涩脉状如刀刮竹，寒盛于血，故脉乃涩也。

一呼五至，一吸五至，其人当困。

虞曰：脉一息十至，气血劳走不困，受为生死，如下说。

沉细夜加，浮大昼加。

虞曰： 阴脉细沉，夜加可验。阳脉浮大，昼甚可知。

不大不小，虽困可治。其有大小者，为难治。

虞曰： 极大，阳大盛，必减。极小，阴水弱，必竭。故曰难治。

一呼六至，一吸六至，为死脉也。

虞曰： 三倍于常，阳气乱极，故曰死也。

沉细夜死。

虞曰： 阴绝使然。

浮大昼死。

虞曰： 阳绝如是。

一呼一至，一吸一至，名曰损。

虞曰： 此损至离经之脉证。

人虽能行，犹当著床。所以然者，血气皆不足故也。再呼一至，再吸一至，名曰无魂。无魂者，当死也。人虽能行，名曰行尸。

虞曰： 寻此至数，与前义相违，亦恐错简也。魂属阳，阳主生。今脉形如是减损，乃知阳绝。阳绝则魂去，故人死也。

上部有脉，下部无脉，其人当吐，不吐者死。上部无脉，下部有脉，虽困，无能为害也。所以然者，人之有尺，譬如树之有根。枝叶虽枯槁，根本将自生。脉有根本，人有元气，故知不死。

丁曰：经言脉有从上下者，是谓五脏之气，不相荣养，致令有此损至也。五脏之气，随呼吸上下，递相荣养。其心肺主气，脉则随吸而荣其肾肝，其吸不能至肾至肝者，盖肾先损，则病骨痿也。其肾肝不荣于上，故先病其肺，病则皮聚毛落也。其损甚者皆死。一呼再至曰平，一呼三至，即是阳加于阴二倍也，适得病也。其脉洪大曰离经。前大者，谓寸外大也。后小者，谓寸内小也。前小者，寸外小也。后大者，寸内大也。前大后小，则头痛目眩。前小后大，即胸满短气。经曰：上部法天，以候胸以上至头。《素问》曰：寸外以前，主头角耳目。寸内以后，主胸中。关以上，主膈下胁旁。关内以后，主腹中。尺外以前，主脐下。尺内以后，主至足下。凡左右有比大小，随部言之。一呼四至，谓阳气加阴四倍，故曰夺精也。二呼一至者，是阴加于阳四倍，亦曰夺精。其浮大者，阳病甚，苦烦满也。加于滑者，伤于热极也。其沉细者，阴病甚，所以腹中痛也。加于涩者，中雾露所作也。一呼五至，一吸五至，沉细则夜甚，浮大则昼甚，其有内外大小者，游魂也。此不可疗，其数至愈增愈减者死。上部有脉，下部无脉，其人自当发吐。其不吐，是气独绝于内也。上部无脉，下部有脉，虽困无能为害者，谓神内守也。神昏如鱼掉尾者死。

杨曰： 上部寸口，下部尺中也。

虞曰： 此又明人禀父母之元气也。

十五难曰：经言春脉弦，夏脉钩，秋脉毛，冬脉石，是王脉耶？将病脉也？然：弦钩毛石者，四时之脉也。春脉弦者，肝东方木也。万物始生，未有枝叶。故其脉之来，濡弱而长，故曰弦。

吕曰： 春、万物始生，未有枝叶，形状正直如弦，故脉法之也。

丁曰： 春脉弦者，微弦曰平。平者，谓有胃气。

胃者，土乜，能成于四方，间于四旁，故四时脉见弦、钩、毛、石，皆当微见，即是有胃气也。但独见四时之脉者，皆无胃气也。

夏脉钩者，心，南方火也。万物之所盛，垂枝布叶，皆下曲如钩。故其脉之来疾去迟，故曰钩。

吕曰：心脉法火，曲如钩。又阳盛，其脉来疾，阴虚，脉去迟也。脉从下上至寸口疾，还尺中迟，寸口滑不泄，故令其脉环曲如钩。

秋脉毛者，肺，西方金也。万物之所终，草木华叶，皆秋而落，其枝独在，若毫毛也。若其脉之来，轻虚以浮，故曰毛。

吕曰：肺浮在上，其气主皮毛，故令其脉浮如毛也。

冬脉石者，肾，北方水也，万物之所藏也。盛冬之时，水凝如石，故其脉之来，沉濡而滑，故曰石。

吕曰：肾脉法水，水凝如石，又伏行温于骨髓，故其脉实牢如石也。

此四时之脉也。如有变奈何？然：春脉弦，反

者为病，何谓反？

丁曰：反者，为见秋脉如毛，是谓肝病。

然：其气来实强，是谓太过，病在外。

吕曰：实强者，阳气盛也。少阳当微弱，今更实强，谓太过。阳主表，故令其病在外也。

丁曰：病在外者，是少阳，其脉微弦。今实强者，是胆有余，面青好怒，是肝木之外证也。

气来虚微，是谓不及，病在内。

吕曰：厥阴之气养于筋，其脉弦。今更虚微，故曰不及。阴处中，故令其病在内。

丁曰：病在内者，肝不足也。肝含血养筋，不足则筋缓，溲便难，是肝之内证也。

虞曰：太过之脉，谓不至而至。不及之脉，谓脉息虚微。太过，眩冒颠疾，其不及，则令人胸痛，引背下，则两胁胀满也。

气来厌厌聂聂，如循榆叶，曰平。

吕曰：春，少阴、厥阴俱合主。其脉之来，如春风吹榆叶，濡弱而调，故曰平脉也。

益实而滑，如循长竿，曰病。

吕曰：此谓弦多胃气少也。

丁曰：长而不软，故若循竿，是为病也。

急而劲益强，如新张弓弦，曰死。

吕曰：此谓但弦，无胃气也。

丁曰：谓强急而紧细，故曰如新张弓弦也。

春脉微弦曰平，弦多胃气少曰病，但弦无胃气曰死。春以胃气为本。

吕曰：胃主水谷，故人禀胃气。

丁曰：胃者，水谷之海。五脏皆受气于谷，胃者主禀四方，故以胃气为本也。

夏脉钩，反者为病，何谓反？

丁曰：谓脉来石滑，如冬之脉，故曰反。

然：其气来实强，是谓太过，病在外。

吕曰：实强者，太阳受气盛也。太阳者，浮散，今反实强，故曰太过也。

丁曰：其外者，太阳、小肠为腑，故病在外。其面赤喜笑，是心火之外证也。

气来虚微，是谓不及，病在内。

吕曰：手少阴主血脉，其气尚平实，今反见虚微，故曰不及也。

丁曰：少阴心，夏盛王。今反虚微，是谓不及。不及则病在内，喜笑其神不守。

虞曰：少阴心脉，本平实。今反虚微，故曰不及也。太阳小肠，脉本浮大，今反实强，曰太过也。其太过不及之证，乃如下说。《玉机真脏论篇》曰：夏脉太过，其病身热而肤痛，为浸淫。其不及者，令人烦心，上见咳嗽，下为气泄也。

其脉来，累累如环，如循琅玕，曰平。

吕曰：心满实，累累如人指循琅玕者，是金银镶钏之物劲也。此皆实之类也，故云平。

丁曰：言心脉满实，累累如连珠，其言循琅玕者，谓琅玕是玉与珠类贯如环之象也。

来而益数，如鸡举足者曰病。

吕曰：心脉但当浮散，不当数也。鸡举足者，喻其数也。

丁曰：心脉但当浮散，今又加其至数，即病，故喻其脉如鸡举足走也。

前曲后居，如操带钩，曰死。

吕曰：后居谓之后直，如人革带之钩，前曲后直也，是谓但钩无胃气。

丁曰：操者，执也。如手执革带，前钩曲无力也。后居，倨而不动劲有，故曰死也。

夏脉微钩曰平，钩多胃气少曰病，但钩无胃气曰死。夏以胃气为本。

吕曰：胃者，中州，主养于四脏也。

秋脉微毛，反者为病。何谓反？然：气来实强，是谓太过，病在外。

吕曰：肺脉者，当微毛。今更实强，故曰病在外。

丁曰：外者，谓手阳明太阴也。故外证面白善嚏，悲愁不乐，皮毛干燥，此是肺金之外证也。

气来虚微，是谓不及，病在内。

吕曰：肺脉轻，虚浮如毛。今按之益虚微，是无胃气，故病在内。

丁曰：病在内者，手太阴肺也，其内证，喘咳、洒淅寒热。此是肺金之内证也。

虞曰：太过不及，病如下说。《玉机真脏论篇》

曰：秋脉太过，则令人逆气，而背痛愠愠然。秋脉
不及，则令人喘，呼吸少气，上气见血，下闻病音。

其脉来，蔼蔼如车盖，按之益大，曰平。

吕曰：车盖，乃小车之盖，轻浮，蔼蔼然也。
按之益大，有胃气，故曰平也。

丁曰：如车之曲盖偃蔼之状，故曰平也。

不上不下，如循鸡羽，曰病。

吕曰：如循鸡羽者，是其气虚微，胃气少，故
曰病。

丁曰：手太阴肺金，乘夏余阳，故其脉上。又，
其气当于下降，今不上不下，如循鸡羽者，但当涩
涩然，故曰病也。

按之消索，如风吹毛，曰死。

吕曰：此无胃气。

丁曰：风吹毛者，飘腾不定无归之象，故曰如
风吹毛而死也。

**秋脉微毛为平，毛多胃气少曰病，但毛无胃气
曰死。秋以胃气为本。**

吕曰：四脏皆须禀胃气也。

冬脉石，反者为病，何谓反？然：其气来实强，是谓太过，病在外。

吕曰：冬脉当沉濡，今反实强，故曰太过。太过者，阳脉病，故言病在外也。

丁曰：反者，冬得长夏之脉。长夏者，土也，胃土脉缓而微曲，故病也。在外者，是足太阳之经也，面黑善恐欠，是其肾水之外证也。

气来虚微，是谓不及，病在内。

吕曰：冬脉沉濡，今反虚微，故言不及。不及者，阴病在内也。

丁曰：足少阴肾脉也，主水王冬。其脉沉濡而滑。今虚微少气，是谓不及，病在内。其内证，气逆，小腹急，痛泄如下重，此肾水内证也。

虞曰：冬脉太过，则令人解㑊，谓似病不病也。春脉痛而少气不欲言也。冬脉不及，则令人心如悬，病饥，中清，脊中痛，少腹满，小便变也。

脉来上大下兑，濡滑如雀之喙，曰平。

吕曰：上大者，足太阳。下兑者，足少阴。阴阳得所，为胃气强，故谓之平。雀喙，谓本大末兑也。

丁曰：肾脉本性濡滑，今诊之，应手而大，去而小，故曰上大下兑，喻如雀喙，是谓平也。

啄啄连属，其中微曲，曰病。

吕曰：啄啄者，不息，故谓之连属。其中微曲，是脾来乘肾，脉缓而曲，故病。

丁曰：啄啄谓如雀，啄啄连连时止，肾衰之病也。

来如解索，去如弹石，曰死。

吕曰：解索谓虚缓无根本也，来迟去疾，故曰弹石也。

丁曰：诊之应手如脱解之索，无力也，去疾而如弹石，是肾死也。

冬脉微石曰平，石多胃气少曰病，但石无胃气曰死。冬以胃气为本。胃者，水谷之海也，主禀四时，故皆以胃气为本。是谓四时之变病，死生之要会也。

虞曰：胃属土，土者，五也。万物归之，故曰水谷之海。一年王辰戌丑未，故曰主禀四时。谓弦、

钩、毛、石。四时之经，皆得胃气为本。若胃气少
则人病，若无胃气则人死。故曰四时变病，死生之
要会也。万物非土孕育，则形质不成也。《易》曰：
坤厚载物，德合无疆。

**脾者，中州也，其平和不可得见，衰乃见耳。
来如雀之啄，如水之下漏，是脾之衰见也。**

吕曰：脾寄王四季，故不言王言平和。脉不见，
其衰病见耳。其脉见如屋之漏，如雀之啄，如水之
下漏，皆肾来乘脾，故使衰病。肝乘脾则死。肾不
胜脾，故但病也。

丁曰：脾者，成于四方，故平常不见，衰乃见。
如雀之啄，如水之滴漏。

虞曰：如水之漏，乃是脾脉太过。如雀之啄，
是谓脾脉不及。太过则令人四肢不举，不及则令人
九窍不通。故平和不可得见，衰乃见也。

十六难曰：脉有三部九候。

吕曰：三部者，寸、关、尺也。九候
者，上部三候，中部三候，下部三候，三三如九也。

丁曰：三部者，寸、关、尺也，九候者，浮、中、沉也。是一难之所演也。

虞曰：三部法三才，故有天、地、人。三部之中，亦各有天、地、人，因而成九。上部天，以候头角，上部之人，以候耳目，上部之地，以候口齿。中部之天，以候肺，中部之人，以候心，中部之地，以候胸中之气。下部之天，以候肝，下部之人，以候脾胃，下部之地，以候肾。故曰三部九候也。

有阴阳。

吕曰：寸口者，阳脉见九分而浮，尺部者，阴脉见一寸而沉。

丁曰：阴阳者，是二难，尺寸皆阴阳前后上下之法也。

虞曰：三部之中，各有一阴一阳，来者为阳，去者为阴。察阳者，知病之所有，察阴者，知死生之期也。

有轻重。

吕曰：肺如三菽之重，是谓轻。肾脉，按之至骨，如十五菽之重，是谓重也。

丁曰：轻重者，是五难言轻重之法也。

虞曰：凡切阳脉，乃轻手取，谓阳脉浮也。切阴脉，乃重手取，谓阴脉沉也。故曰轻重也。

有六十首。

吕曰：首，头首也。盖三部从头者，脉辄有六十首。

丁曰：六十首者，是十难经一脉变为十是也。

虞曰：六十首者，乃一脉变为四时是也。谓春脉弦，夏脉钩，秋脉毛，冬脉石，季夏及四季脉缓，逐四时之休王，一脉变为五十二经，内成六十首也。

一脉变为四时。

吕曰：是手太阴之动，以决四时逆顺吉凶之法也。

丁曰：十五难是言四时以胃气为本，况经脉十二经，谓脉随四时之变换，非手太阴也。

虞曰：凡切脉，始起于六脉，谓浮、沉、长、短、滑、涩也，乃三阴三阳之脉也。六脉趣四时之变，故有二十四脉形焉。今六十首，乃备言手足三阴三阳，合之为十二脉，随弦、钩、毛、石变之为时经，合之为六十脉。故曰一脉变为四时。

离圣久远，各自是其法。何以别之?

吕曰:言三部是一法，九候是一法，阴阳是一法，轻重是一法，六十首是一法，言法象无多，难可分别。故言之此难也。

丁曰:离圣人久远者，为越人时去圣逾远也。各自是其法者，为前所演其法也。故曰各自是其法也。

然:是其病有内外证。

吕曰:法象无多，或变为四时，难可分别。故以中外别其病，以名之难也。

丁曰:是字当作视物之视。上文言视病之法，不与诊法同，故云别也。然字者，是越人自答之语也。言使人视其精明五色，循按察之左右，即知内外之证。故知是字当作视物字用，此是字传写之错误也。

虞曰:一脏一腑，乃一表一里，腑之病主于外，故有外证，脏之病主于内，故有内证也。

其病为之奈何，然:假令得肝脉，

虞曰：肝脉弦软而长。

其外证善洁，面青，善怒。

虞曰：足少阳胆者，腑也，故有病则见于外也。又胆为清净之腑，故善洁也，主于外，见面青也。又胆为中正之官，主决断，故善怒也。

其内证脐左有动气，按之牢若痛。

虞曰：五积之候，肝之积名曰肥气，在脐之左也。

其病四肢满闭。

虞曰：肝木脾土，脾主四肢，木病则土无所畏，故四肢闭满。《玉机真脏论篇》曰：脾太过，令人四肢不举。

癃溲便难，转筋，有是者肝也。无是者非也。

丁曰：肝者，东方木也。其治在左，应震。脐左有动气，按之牢若痛，其病四肢满闭者，谓肢节挛弹也。淋溲便难者，足厥阴上系舌本，下环于阴器，故淋溲便难也。其转筋者，谓肝含血以养筋，故病即转筋也。有此内外证，即肝也。无是者，非也。

虞曰：癃溲，谓小府涩也。便难，大府所注难也。谓肝脉循于阴器，故癃溲也。肝肾主下部，肝病则气逆，不行于下，故便难也。肝属木也，木曰曲直，筋乃象之。今肝病，故转筋也。

吕曰：外证者，腑之候。胆者，清净之腑，故面青善洁。若衣被饮食不洁者，其人便欲怒。胆色青，故面青也。其内证者，肝之证。肝者，东方为青龙，在左方，故肝之证在脐左。

假令得心脉，其外证，面赤，口干，喜笑。

丁曰：外证者，手太阳之脉为外经，故有病即见于外。其应火，故病即外热，口干，喜笑，是其外证也。

虞曰：心脉浮大而散，心属火，火性炎上，故面赤口干也。心在声为笑也。

其内证，脐上有动气，按之牢若痛，其病烦心，心痛，掌中热而哕，有是者，心也。无是者，非也。

丁曰：心者，南方火也，其位在离。故脐上有动气，其病烦心、心痛、掌中热而哕者，心病即烦痛，故哕。臂内掌中热而哕者，是其内证也。有其证者，心之病。无其证者，即非也。

虞曰：心之积名曰伏梁，在脐上。火之生热。心为五脏之君，四脏有病，心主知之，尚有痛状，何况本经自病耶。常痛，乃心包脉也，正心不受病，病则旦占夕死，夕占旦死。重明受病，则心包络，乃手厥阴之脉，出两手中指之端，不入掌心，屈名指取之，穴名劳宫穴，心包病，则掌中热而晼心。

吕曰：外证者，小肠手太阳脉为热，故令口干。阳主躁，故喜笑也。其内证者，心。心在前为朱雀，故证在脐上也。

假令得脾脉，

虞曰：脾脉中缓而大。

其外证，面黄善噫。

丁曰：其外证面黄，阳明为胃之经，故见色黄，外之证也。

虞曰：脾，土也。在变动为噫。

善思，

虞曰：脾者在志为思也。

善味，

虞曰：脾主甘受味，故善味。

其内证，当脐有动气，按之牢若痛。

虞曰：脾之积，名曰痞气，当脐之中。

其病，腹胀满，食不消，体重，节痛，怠堕嗜卧，四肢不收。有是者，脾也。无是者，非也。

丁曰：内证者，足太阴脾也。当脐有动气者，脾主中州也。其病腹满，食不消，体重节痛，怠堕嗜卧，四肢不收，皆为土。土静，故有此证。前注言外证面黄而不解余说者，为善噫。善味者，是脾也。今腹胀满，食不消，即是胃也。胃为水谷之海，病即食不消，体重节痛，怠堕嗜卧，四肢不收，皆是见外证也。今却言内证也，此经所说，文至不明，未敢尽注其说，以俟后贤。

虞曰：湿气胜则令人膨胀，阳气在下，食乃不消，得主内，病则如是。脾属土，土性安静，故知是土主四肢，病乃四肢不收。

吕曰：外证，足阳明胃脉之证。胃气实，谷气消，即多所思，欲饮食。胃气虚，食不消，气力虚羸，其人感思虑。内证者，脾也，脾在中央，故证当脐。脐者，又阴阳之中，故其脉在脾也。

假令得肺脉，其外证，面白善嚏，悲愁不乐，欲哭。

丁曰：其外证者，手阳明之经，大肠为肺之腑也，故善嚏，悲愁不乐，欲哭。此外之证也。

虞曰：肺脉浮短而涩，面白，乃金之色也。肺主皮毛，皮毛外感寒，内合于肺，故嚏也。悲者，肺之志也。脾土肺金，脾为肺母，脾主歌，子病母忧，故不乐。在声为哭。

其内证，脐右有动气，按之牢若痛。其病，喘嗽，洒淅寒热，有是者，肺也。无是者，非也。

丁曰：其言内证者，手太阴之经，应西方金，在兑。故言脐右有动气也。其为喘嗽，洒淅寒热者，故知内证也。

虞曰：肺之积，名曰息贲，在右胁下。肺主皮毛，今寒气外感于皮毛，内合于肺，则气道涩，故喘而咳。肺主气，外候于皮毛，肺虚则洒淅寒，肺实则热而闷，故云寒热也。

吕曰：外证者，大肠脉也，乃手阳明之脉，为肺之腑。气通于鼻，故善嚏。肺主秋，秋，愁也。

故其病悲哭。内证者，肺之证。肺主皮毛，有寒则洒淅咳嚏。肺在西方，为白虎，主右方，故证在脐右。

假令得肾脉，其外证，面黑，喜恐欠。

丁曰：其外证者，太阳膀胱之经，故为外经也。故有病则色黑，面黑喜恐欠也。

虞曰：沉濡而滑，肾之脉也。黑色，肾之色也。在志曰恐，巨阳虚则欠。

其内证，脐下有动气，按之牢若痛。

虞曰：肾之积，名曰贲豚，在脐下。

其病逆气，少腹急痛，泄如下重，足胫寒而逆。有是者，肾也。无是者，非也。

丁曰：其内证者，肾王于冬，应北方，故在脐之下也。其病，逆气，少腹急痛，泄如下重，其泄者为大瘕，泄而里急后重也。此内之证也。

虞曰：肾气不足，伤于冲脉，故气逆。肾者，足少阴之脉，循少腹，与足厥阴、足太阴三阴交于脐下。今病，故少腹急痛也。五泄之候，肾为后重泄。肾者，胃之关，今气虚，故为下重泄，谓食毕思急圊。足内踝上五寸间，乃足少阴之动脉，故足胫寒而逆。《通评虚实论》曰：气逆者、足寒也。

吕曰：外证，足太阳膀胱脉也。其人善欠者，其人善恶寒，若胫寒，身体洒洒而寒，故善欠。肾与三少阳，俱主候心，故善恐。其内证者，肾王于冬，主北方玄武，故证在脐下。

虞曰：经言是其病有内外证，推寻至此，惟肝脉平证，善洁二字是表证，心脉不见手太阳外证，脾脉中有善噫，是外证，肺脉亦无手阳明之证，肾脉中只有欠一字，是足太阳不足之证。五脏推之，《黄帝素问》并言皆只足脏之证也，越人言其外证者，取其形见于外也，吕氏所注。多不该经旨。

十七难曰：经言病或有死，或有不治自愈，或连年月不已，其死生存亡，可切脉而知之耶？然：可尽知也。诊病若闭目不欲见人者，脉当得肝脉强急而长。

丁曰：此是肝之病证，故脉强急而长。

杨曰：强急犹弦急。

虞曰： 肝木之脉，弦软而长。今见强急，病乃如是。

而反得肺脉浮短而涩者，死也。

丁曰： 浮短涩者是肺脉，此者金当胜木，故知死也。

杨曰： 肝为木，肺为金，肝病得肺脉，真鬼来克，金胜木，故必死也。

病若开目而渴，心下牢者，脉当得紧实而数，反得沉濡而微者，死也。

丁曰： 心之病证，今反见肾脉，心火肾水，水来克火，故知死也。

杨曰： 心病得肾脉。水胜火，故死也。按之短实而数，有似切绳，谓之紧也。按之短小不动摇，若有若无，轻手乃得，重手不得，谓之微也。

虞曰： 病开目而渴，心下牢，脉又紧实而数，此曰阳病得阳脉，脉不相反。今见沉濡而微，谓阳病得阴脉，故曰死也。

病若吐血，复鼽衄血者，脉当沉细而反，浮大而牢者，死也。

丁曰：此者，肺脉之病证。今反见心脉，心火肺金，火来尅金，故知死也。

虞曰：血属阴，吐血衄血，脉得沉细，此谓脉与病相应。今反浮大而牢。与病相反，故死也。

病若谵言妄语，身当有热，脉当洪大，而手足厥逆，脉沉细而微者，死也。

丁曰：此病是心病之证，今反手足厥，脉沉细而微者，是水胜火，即知死也。

杨曰：爻之迟但小谓之细。

虞曰：肺主声，心主言，今脉洪大，是知热乘于心，肺邪受之，故谵言妄语。肺主皮毛，今邪客于卫气，不得宣通，乃身热。夫如是，病与脉相应。今手足厥逆，脉沉细而微，阳病得阴脉，故云必死也。

病若大腹而泄者，脉当微细而涩，反紧大而滑者，死也。

丁曰：此病脾土之证候，紧大滑者是肝，木来胜土，故知死也。此经不言肾，水之证，阙此一脏也。

杨曰： 凡此五者，病脉相反，故为必死。经云：五逆者死。此之谓也。

虞曰： 湿气胜则胀，脾不禁故浅，脉微细涩。病脉相承。紧大而滑，此曰相反。如此之候，其死明矣。

十八难曰： 脉有三部，部有四经，手有太阴阳明，足有太阳少阴，为上下部，何谓也？然：手太阴，阳明金也，足少阴，太阳，水也，金生水，水流下行而不能上，故在下部也。

丁曰： 夫脉有三部者，寸、关、尺也。若合两手言之，即六部也。每部之内，各有二经。六部之内，合为十二经。今此云四经者，是谓手太阳阳明，与足太阳少阴，此四经者，法水火之性，各有纲纪，而不能变通上下。余八经在手生足，在足生手，所以经言部有四也。是右手寸口，肺与大肠应金，生左尺水也。足太阳少阴水，其性润下，故不能上生于手，而生左足厥阴、少阳木。此二部皆是足之经纪，所以言在下部也。是左尺水，生左关木。

　　杨曰：手太阴，肺脉也，肺为诸脏上盖。其治在右方，故在右手上部也。手阳明，大肠脉，是肺之腑，故随肺居上部焉。足少阴肾脉，肾为水，肺之子，水流趣于肾。又，最居于下，故为左手下部也。足太阳膀胱，为肾之腑，故随肾居下部焉。经言脉有三部，部有四经者，谓总两手而言之也。两手各有三部，部各有二经，两手上部合四也。中下二部亦复如此。三四十二，则十二经也。肺金居上而下生肾水，故肺肾在左右手上下部也。

　　足厥阴少阳木也，生手太阳少阴火。火炎上行而不能下，故为上部。

　　丁曰：手太阳、少阴，应左寸君火，火性炎上，不能下生足，而生手心主、少阳火，是生右尺相火也。

　　杨曰：足厥阴，肝脉也。肝治在左方，故为左手之下部。足少阳胆者，为肝之腑，故随肝居下部也。手太阳小肠脉，为心之腑，故随心居上部焉。

　　手心主、少阳火，生足太阴、阳明土，土主中

宫，故在中部也。

丁曰：是相火应其灰火也。中部者、右关也。生右寸金也。

杨曰：手心主心包络脉也；手少阳，三焦脉也。故合为左手中部。足太阴，脾脉也；足阳明，胃脉也。故合为右手中部。此经作如此分别，若依《脉经》配二部，又与此不同也。

虞曰：经言手心主、少阳火，生足太阴、阳明土，土主中宫，故在右手中部。惟只言火生土之意，不言手心主、少阳在左手中部，惟只取其相生言之也。今明三部相生之意如此。右手尺中少阳火，生关上阳明土，关上阳明土，却生寸口太阴金，寸口太阴金，却生左手尺中少阴水，左手尺中少阴水，却生左手关上厥阴木，关上厥阴木，却生左手寸口少阴火，却又别心主火，故心主生足太阴阳明土也。此乃五行相生之意耳。又足厥阴与足太阴，何以居于左右两手关部中，胃脾太阴，脾脉居于中州，乃在右手关上也。又足厥阴木，木者根生于地，枝叶长于天，亦阴阳共焉，故亦在左中部也。

此皆五行子母更相生养者也。

丁曰：言此皆五行更相生养者，是谓右寸金生左尺水，水生左关木，木生左寸君火，君火生右尺相火，相火生右关土，而后生右寸金，故言子母更相生养者也。

脉有三部九候，各何所主之？然：三部者，寸、关、尺也。九候者，浮、中、沉也。

丁曰：前顺五行而言之生养，即逆三部而反到，所以经别问各何所主也。

杨曰：寸口、阳也；关，中部也；尺中，阴也。此三部各有浮、中、沉三候，三三九候也，故曰九。浮为阳，沉为阴，中者，胃气也。

虞曰：一部之中有三候，浮者为腑，沉者为脏，中者，乃是中焦之脉也。假令寸口浮为腑，沉为脏，中为中焦，皆仿此用之。

上部法天，主胸以上至头之有疾也。

丁曰：两手寸口，皆为上部，即寸外主头，寸内主胸中，是头皆一指下，前后言病，左右同法也。

杨曰：所谓自膈以上为上焦也。

中部法人，主膈以下至脐之有疾也。

丁曰：言左右两关也。第二指半指以前言膈下，半指之后主脐上，左右同。

杨曰：所谓自膈以下为中焦也。

下部法地，主脐以下至足之有疾也。

丁曰：下部左右两尺，第三指半指之前主脐下有疾，半指之后，以候至足之有疾。

杨曰：所谓自脐以下至足为下焦也。

审而刺之者也。

丁曰：刺字当作次第之次。此是审三部各有内外，主从头至足之有疾也。故知刺字传文误也。

杨曰：用针者，必当审详三部九候病之所在，然后各依其源而刺之也。

人病有沉滞久积聚。可切脉而知之耶？然：诊在右胁有积气，得肺脉结，脉结甚则积甚，结微则气微。诊不得肺脉，而右胁有积气者，何也？然：肺脉虽不见，右手脉当沉伏。

丁曰：病久积聚，可切脉而知之者，五脏六腑，皆有积聚。今云右胁有积气，当肺脉见，如是脉不见，亦沉伏。详经之意，脉浮，行肉上，肾脉沉，行于筋下，其浮行于肉上而无常数而止者，名曰结也。其沉行于筋下时上，名曰伏也。伏者，脏病积也。浮结者，腑病聚也。两手三部，各有浮沉结伏而言病也。今经引肺脉一经于此言之也。

杨曰：往来缓而时一止复来，谓之结也。脉结甚者，是诊脉之状也。结甚者，此结训积，犹言脉结甚则积甚，脉积微则积微。其言积隐也。

虞曰：结脉主块积，其脉动而中止，小数有还反动，故曰结也。其积之大小，随诊言之也。

杨曰：诊虽不得肺脉浮短而涩，但右手脉当沉伏，即右胠有积气矣，肺治在右也。极重指着骨乃得，故谓伏脉也。

其外痼疾同法耶，将异也？然：结者，脉来去时一止无常数，名曰结也。伏者，脉行筋下也。浮者，脉在肉上行也。左右表里，法皆如此。假令脉结伏者，内无积聚，脉浮结者，外无痼疾，有积聚脉不结伏，有痼疾脉不浮结，为脉不应病，病不应脉，是为死病也。

丁曰：人心有所思慕，脉亦结。心无所思，内外无病，其脉伏结。此者形不病而脉病，故知死矣。

杨曰：脉与病不相应为逆者，难治，故曰是死病也。

旧经注云，手心主，心包络脉也。手少阳，三焦脉也。故合为左手中部。足太阴，脾脉也。足阳明，胃脉也。故合为右手中部。此经作如此分别，若依脉经配三部，又与此不同也。

旧经有此，前注牴牾，具列此图，以正其文。杨氏曰，手心主心包络脉，手少阳三焦脉也，故合为左手上部。足太阴脾脉也，足阳明胃脉也，故合为右手中部。此经作如此分别。若依脉经配三部，又与此不同。夫此法杨氏不能明其理，故言不同也。是师将三部反倒配合五行六气而言之。师谓此寸尺反倒。又问三部各何所主。经云：上部法天，主胸以上至头有疾；中部法人，主膈下至脐上有疾；下部法地，主脐以下至足有疾。故云审而次之者也。又王叔和将自左寸逆行言之曰：左心、小肠、肝、胆、肾；右肺、大肠、脾、胃、命。女人反此背看之，尺脉第三同断病。

盖两尺反倒，同主脐以下至足有疾。故扁鹊云：审而次之。王叔和云：用心仔细须寻趁。

手太阳少玥火，火炎上而不能下生手心主少阳火；足厥阴少阳木，木生火，手太阳少阴君火；足太阳少阴水，水流下而不能上行生足厥阴少阳木。

手心主少阳相火生足太阴阳明土，土复生金；足太阴阳明土，土生手太羽阳明金；手太阴阳明金，金生足太阳少阴水。

十九难曰：经言脉有逆顺，男女有常而反者，何谓也？然：男子生于寅，寅为木，阳也。女子生于申，申为金，阴也。

杨曰：元气起于子，人之所生也。男从子左行三十，之巳，女从子右行二十，俱至于巳，为夫妇，怀妊也。古者，男子三十，女年二十，然后行嫁娶，法于此也。十月而生男，从巳至寅左行为十月，故男行年起于丙寅。女从巳右行至申，为十月，故女行年起于壬申。所以男子生于寅，女子生于申。

虞曰：经言男子生于寅，女子生于申，谓其父母之年会合于巳上。男左行十月，至寅而生，女右行十月，至申而生也。小运人言男一岁起于丙寅，女一岁起于壬申。《难经》不言起而言生，谓生下已为一岁矣。丙壬二干，水火也。水火为万物之父母。寅申二支，金木也，为生物成实之终始。木胞在申，金胞在寅，二气自胞相配。故用寅申也。金

毛于巳，巳与申合，故女子取申。木生于亥，亥与
寅合，故男子取寅。所以男年十岁，顺行在亥。女
年十岁，逆行亦在亥。男年十六天癸至，左行至巳。
巳者，申之生气。女年十四天癸至，右行亦在巳，
与男年同在本宫生气之位。阴阳相配，乃成夫妇之
道，故有男女也。《上古天真论篇》曰：男二八而天
癸至，精气溢泻，阴阳和，故能有子。杨氏言：男
三十，行年在巳，方娶于此，非也。女二七天癸至，
任脉通，冲脉盛，月事以时下，故能有子。杨氏言：
女二十右行之巳方嫁，于此义非矣。杨氏之言，但
合古礼行夫妇嫁娶之法，又与本经天癸之数相违也。
况圣人于此十九难中，论男女配合之道，阴阳交会
之所，言天癸之至数，知脉盛于上下，推之强弱，
诊其有余不及，若止言三十而娶、二十而嫁，于本
经诊治之道，凭何依据？

**故男脉在关上，女脉在关下，是以男子尺脉恒
弱，女子尺脉恒盛，是其常也。**

丁曰：其言男子女人尺脉者，是阴阳之根本也。
逆顺者，为阳抱阴生，阴抱阳生也。三阳始生于立

春建寅，故曰男生于寅木，阳也。三阴生于立秋，七月建申，故言女生于申金，阴也。男子之气，始于少阳，极于太阳。所以男子尺脉恒弱而寸脉强也。女子之气，始于太阴，极于厥阴。女子尺脉浮而寸脉沉。故云男脉在关上，女脉在关下。此是男女逆顺有常而反也。

杨曰：男子阳气盛，故尺脉弱；女子阴气盛，故尺脉强。此是其常性。

反者，男得女脉，女得男脉也。其为病何如？然：男得女脉为不足，病在内，左得之，病则在左，右得之，病则在右，随脉言之也。女得男脉为太过，病在四肢，左得之，病则在左，右得之，病则在右，随脉言之。此之谓也。

丁曰：男得女脉言不足者，是阴不足，即阳入乘之，故阳不见于寸口，而反见尺内。阴气主内，不足，故知病即在内。女得男脉为太过，病在四肢者，女子尺脉本浮，更加见于寸，是谓太过。阳主外，故病在四肢。随其脉左右言之，左得之，病在左，右得之，病在右也。

杨曰：男得女脉为阴气盛，阴主内，故病在内。女得男脉为阳气盛，阳主四肢，故病在四肢也。

虞曰：寸口曰阳，男以阳用事。今见阴脉反于天常，故病发于内。女以阴用事，今寸口却见阳脉，亦是反于天常，故病在四肢。《素问》曰：四肢为诸阳之本也。

十九难图

男子面南背阳向阴如天之覆

女子面北背阴向阳如地之仰

王翰林集注黄帝八十一难经卷之二

音释

十三难：臭尺救切

十四难：夺徒活切；中雾上音衷；槀若老切

一五难：厌益涉切；聂之涉切；操七刀切；霭于盖切；兑音锐，尖也；喙许秽切；啄呼角切，呼字误；解胡介切

十六难：别波列切；溲所鸠切；踠之月切；噫鸟介切；嗄丁计切；乐音乐；淅音息；胫形定切

十七难：衄音求，鼻寒而清涕出也；衄女六切，鼻中出血也；谵之阎切，多语也；洩音泄

十八难：胁虚荣切，胸肋也；痼音故，久病也

十九难：妊而鸠切；恒音横，常久也

卷之三

二十难曰：经言脉有伏匿，伏匿于何脏而言伏匿耶？然：谓阴阳更相乘更相伏也。脉居阴部而反阳脉见者，为阳乘阴也。

丁曰：其部非独言寸为阳尺为阴也。若以前后言之，即寸为阳部，尺为阴部；若以上下言之，曰肌肉上为阳部，肌肉下为阴部。今阴虚不足，阳入乘之，故阴部见阳脉，其脉时见沉涩而短。此是阳中伏阴。

杨曰：谓尺中浮滑而长。

脉虽时沉涩而短，此谓阳中伏阴也。脉居阳部而反阴脉见者，为阴乘阳也。

丁曰：寸口之内，肌肉之上，时见沉、涩、短也。

杨曰：尺中已浮滑而长，又时时沉涩而短，故曰阳中伏阴。寸口关中沉短而涩也。

脉虽时浮滑而长，此谓阴中伏阳也。

丁曰：寸口之内，肌肉之下，脉时见浮滑而长
者。是阴中伏阳也。

杨曰：寸关已沉短而涩，涩而时时浮滑而长，
故曰阴中伏阳也。

**重阳者狂，重阴者癫，脱阳者见鬼，脱阴者
目盲。**

丁曰：重阳者狂，谓脉浮滑而长，加于实数。
所以狂言大事，自高自贤，狂越弃衣。其脱阴者目
盲，视物卒失，故言盲也。盲，犹荒也。重阴者癫，
癫者，蹶仆。其脱阳者，视其暗中见鬼。是故经言
重阳者狂，重阴者癫，脱阳者见鬼，脱阴者目盲也。

虞曰：寸口曰阳，又今重见阳脉三倍以上，故
曰重阳。其病狂惑，自高贤智，登高而歌，弃衣而
走，骂詈不避亲疏，故曰狂。尺中曰阴，而尺脉重
见阴，故曰重阴。其为病也，名曰癫疾。谓僵仆于
地，闭目不醒；阴极阳复，良久却醒，故曰癫也。
今天吊之类是也。人之所禀者，阴与阳。阴阳平则

权衡等。今阴气已脱，阳气独盛，五脏属阴，五脏
行气血溉灌，上荣于目，今阴气已脱，五脏之气不
荣于目，故目盲无所见。故曰脱阴者目盲也。

杨曰：重阳者，阳气并于上也。谓关以前既浮
滑而长，兼实强，复喘数，是谓重阳也。重阴者，
谓尺中既沉短而涩，而又盛实，是谓重阴。脱阳者，
无阳气也。谓关以前细微甚也。故目中妄见而睹鬼
物焉。脱阴者，谓尺中微细甚也。阴者，精气也，
精气脱故盲，盲脱之言失也，谓亡失阴阳之气也。

二十一难曰：经言人形病脉不病曰生，脉病形不病曰死。何谓也？

丁曰：此者五脏各有所主也。肺主气，心主脉，
脾主肌肉，肝主筋，肾主骨。其心肺主息脉，为通
天气，邪不可中。邪中则息脉不相应，形虽不病，
当知死矣。肾肝脾皆主其形，皆通地气。邪中则害
其形，其脉不病者皆生。形脉皆病者不可理。此是
五脏各主其形脉，故言大法也。

然：人形病脉不病，非有不病者也，谓息数不

应脉数也。**此大法。**

吕曰：形病者，谓五脏损，形体羸瘦，气微，脉反迟，与息不相应，其脉不相应，为形病也。脉病者，谓数诸至，脉已病，人虽未头痛寒热，方病不久，病病则死。

虞曰：人形病脉不病者，谓形苦而志乐，或劳形于事，以致肌体瘦羸，脉息俱呼吸大小虽合常经，息数必违此大法，故曰形病脉不病。脉病人不病者，其人必外多眷慕，内结想思，脉病形安，形乐志苦，以致伤。脉息反常，不及有余，乍迟乍数，及乎病而不死爰焉。故曰脉病人不病也。

二十二难曰：经言脉有是动。

虞曰：言反常之动也。

有所生病。

虞曰：脉动反常，故云有所生病。

一脉辄变为二病者，何也？然：经言是动者，气也。所生病者，血也。

虞曰：气病传血，此乃一脉变为二病。

邪在气，气为是动。

虞曰：脉动反常，邪在气也。

邪在血，血为所生病。

虞曰：气受邪，传之与血，故血为所生病。

气主煦之。

虞曰：煦之，气流行之貌也。

血主濡之。

丁曰：气主煦之。煦，煦谓吹嘘往来之象。血主濡之，濡谓濡软也。气行则血行，气止则血止。

虞曰：濡者、濡润之貌。言人身所禀者，气血也。气血通行，沮润人身，其为病也，乃如下说也。

气留而不行者，为气先病也。血壅而不濡者，为血后病也。故先为是动，后所生病也。

丁曰：人一身经脉，通行气血，或居一经脉中，气留不行，故血壅不濡，其气先病，名曰是动；血壅不濡后病，名曰所生，此是一脉辄变为二病也。

虞曰：上文言脉有是动，动为阳，谓气先受热，热亦传于血，气血皆受热，则津液妄行，是知脉有是动。此言留而不行，谓气血津液妄行，贼风薄之，故不行也。气传之与血，故血壅而不濡润，复受贼风，故血亦住而病也。

杨曰： 经言手太阴之脉，起于中焦，下络大肠，还循胃口，上膈属肺，从肺系横出腋下，循臑内，行少阴心主之前，下肘臂内，上骨下廉，入寸口，上循鱼际出大指之端。其支者，从腕后直出次指内廉出其端。是动则病，肺胀满，膨膨而喘咳，故缺盆中痛，甚则交两手而瞀，是为臂厥；是主肺所生病者，咳，上气喘，渴，心烦，胸满，臑臂内前廉痛，厥，掌中热，气盛有余，则肩臂痛也。汗出中风，小便数而欠，气虚则肩背痛，寒，少气不足以息，溺色变。略举此一经为例，余经皆可知也。凡人所以得主命者，气与血也。气为阳，阳为卫，血为阴，阴为荣，二气常流，所以无病也。邪中于阳，阳为气，故气先病，阳气在外故也。若在阳不治，则入于阴中。阴为血，故为血后病，血在内故也。气实则热，气虚则寒。血实则为寒，血虚则为热，阴阳之道理其然也。凡一脏之病，有虚有实，有寒有热，有内有外，皆须知脏腑之所在，识经络之流

行，随其本原以求其疾，则病形可辨，而针药无失
矣。如其不悉斯道，则虽命药投针，病难愈也。故
黄帝曰：夫十二经脉者，所以调虚实，处百病，决
生死，不可不通哉！此之谓也。

虞曰：凡人血流据气，气动依血，凝留而不行，
壅而不濡，是知为病也。

**二十三难曰：手足三阴三阳脉之度
数，可晓以不？然：手三阳之脉，从手
至头，长五尺，五六合三丈。**

杨曰：一手有三阳，两手合为六阳，故曰：
五六合三丈也。

虞曰：手太阳之脉，自两手小指之端，循臂上
行，至耳珠子前，长五尺，两手合一丈。手阳明之
脉，起于两手大指次指之侧，上循臂，络于鼻，左
之右，右之左，长五尺，两手合一丈。手少阳之脉，
起于两手小指次指之端，上臂，终于耳前，长五尺，
两手合一丈。故曰：五六合三丈也。

手三阴之脉，从手至胸中，长三尺五寸，

三六一丈八尺，五六三尺，合二丈一尺。

杨曰：两手各有三阴，合为六阴，故曰三六一丈八尺。

虞曰：手太阴之脉，起于中焦，下络大肠，还循胃口，属肺，出腋下，下肘，入寸口，上鱼际，出乎大指之端。长三尺五寸，两手合七尺。手少阴之脉，起于心中，出属心系，下络小肠，上肺，出腋下，循臂，出手小指之端。长三尺五寸，两手合七尺。手厥阴之脉，起于胸中，属心包，络三焦，出胁腋下，循臑，入肘下，出小指次指之端。长三尺五寸，两手合长七尺。故曰二丈一尺。

足三阳之脉，从足至头，长八尺，六八四丈八尺。

杨曰：两足各有三阳，故曰六八四丈八尺也。按此脉度数，七尺五寸，中人之形，而云长八尺，理则难解。然足之六阳，从足指而向上行，由其纡曲，故曰八尺也。

虞曰：足太阳之脉，起于两足小指之侧，上循膝，交腘中，循背上头，下入目内眦，长八尺，两足上行，合一丈六尺。足阳明之脉，起于足大指次指之端，循足胫，上夹脐，左右各二寸，终于额角发际，长八尺，两足合一丈六尺。足少阳之脉，起于足小指次指之端，上循两膝外廉，入季胁，上循目外眦，长八尺，两足合一丈六尺，故曰四丈八尺也。

足三阴之脉，从足至胸，长六尺五寸，六六三丈六尺，五六三尺，合三丈九尺。

杨曰：两足各有三阴，故曰六六三丈六尺也。按足太阴少阴，皆至舌下，足厥阴至于顶上，今言至胸中者，盖据其相接之次也。

虞曰：足太阴之脉，起于足大指内侧，循足胫内廉上，交出厥阴脉之前，上循入腹，属肝络胃，连舌本，长七尺五寸，两行合长一丈五尺。足厥阴之脉，起于足大指聚毛之上，循足跗上廉，去内踝一寸，上踝八寸，交出足太阴之后，循股，入阴毛，中环阴器，抵少腹，挟胃，属肝，络胆，循喉咙，入颃颡，连目系，出额，长六尺五寸，两行合长一丈三尺。足少阴之脉，起于足小指之下，斜趣足心，上腨股内，贯脊，属肾，络膀胱，贯肝，入肺，循喉咙，挟舌本，长六尺五寸，合长一丈三尺，故云三丈九尺。

人两足蹻脉，从足至目，长七尺五寸，二七一丈四尺，二五一尺，合一丈五尺。

杨曰：人长七尺五寸，而蹻脉从踝至目，不得有七尺五寸也。今经言七尺五寸者，是脚脉上于头而行焉。言至目者，举其纲维也。

虞曰：人有阴蹻、阳蹻二脉，两足合四脉。阳蹻者，起于跟中，循外踝上行，入风池；阴蹻者，亦起于跟中，乃是足少阴之别络也，自然骨之后，上内踝之上，直上循阴股，入阴，循腹上胸里，入缺盆，上出人迎之前，入颃，属目内眦，合太阳脉，长七尺五寸，两行合一丈五尺，准此推之，至目者，推尺是两足阴蹻脉也。故经言从足至目，长七尺五寸，以合一丈五尺是也。

督脉，任脉，各长四尺五寸，二四八尺，二五一尺，合九尺，凡脉长一十六丈二尺。此所谓十二经脉长短之数也。

丁曰：此篇云十二经脉长短，又言阴跷从足至目，又言督任二脉，何独不言阳跷？阳跷亦起于跟中，循外踝上入风池，亦长一丈五尺，言之则据经，丈尺有剩，不言有此阙漏，更俟后贤，其脉上云八尺者，其中庸之人，以省尺言之，皆得四尺，今尺者，非黍尺也，皆以同身寸之为尺大小言之，皆八尺。

杨曰：督脉起于脊，上于头，下于面，至口齿缝，计则不止长四尺五寸。今言四尺五寸者，当取其上极于风府而言之也。手足合十二脉为二十四脉，并督任两跷又四部，合为二十八脉，以应二十八宿。凡长一十六丈二尺，荣卫行周此数，则为一度也。故曰长短之数也。

虞曰：经言督脉起于下极之俞，并于脊里，上至风府，入属于脑，长四尺五寸。任脉者，起于中极之下，以上毛际，循腹，上关元，至咽喉，长四尺五寸。督任计之，长合九尺也。以上十二经，合二十四脉，合长一十三丈八尺，兼之督、任、阴跷三脉，合长二丈四尺，共二十七脉，合长一十六丈二尺，以法三九之数，应漏水下二刻。杨氏言二十八脉，乃阳跷亦系其数。推之二跷四行，则尺寸有余也。杨氏言二十八脉，误矣。

经脉十二，络脉十五，何始何穷也？然：经脉者，行血气，通阴阳，以荣于身者也。其始从中焦注手太阴、阳明，阳明注足阳明、太阴，太阴注手少阴、太阳，太阳注足太阳、少阴，少阴注手心主、少阳，少阳注足少阳、厥阴，厥阴复还注手太阴。别络十五，皆因其原，如环无端，转相溉灌，朝于寸口人迎，以处百病而决死生也。

丁曰：此者天地阴阳一岁终始于二十四气。日月晓昏，终始于二十四时。人之荣卫，行经络二十四条。故复会于寸口人迎。其言寸口者，手太阴脉口也。其穴名曰太渊，故脉会于太渊。其十二经、十五络，皆辅三焦而生。故始从中焦注手太阴、阳明，所以处百病，决死生也。

杨曰：行手太阳讫，即注手阳明，行手阳明讫，即注足阳明，输转而行，余皆仿此也。

虞曰：其始从中焦者，谓直两乳间，名曰膻中穴，亦名气海，言气从此而起注太阴肺也。肺行讫，传之与手阳明也。《素问》曰：膻中为臣使之官。谓胃化味为气，自此上传于肺也。

杨曰： 经脉十二，络脉十五，凡二十七气，以法三九之数，天有九星，地有九州岛，人有九窍是也。其经络流行，皆朝会于寸口人迎，所以诊寸口人迎，则知其经络之病，死生之候矣。

虞曰： 厥阴还注手太阴，如此推寻丈尺，则前后经义相违，离圣久远，难为粗述。

经曰：明知终始，阴阳定矣。何谓也？然：终始者，脉之纪也。寸口人迎，阴阳之气通于朝使，如环无端，故曰始也。

杨曰： 经脉流行，应于天之度数，周而复始，故曰如环无端也。

终者，三阴三阳之脉绝，绝则死，死各有形，故曰终也。

杨曰： 阴阳气绝，其候亦见于寸口人迎，见则死矣。其死各有形诊，故曰终也。

丁曰： 所言三阴三阳之脉绝，绝则死，死各有形，其义本经自解在二十四难中。

二十四难曰：手足三阴三阳气已绝，何以为候？可知其吉凶不？然：足少阴气绝即骨枯。少阴者，冬脉也，伏行而温于骨髓。故骨髓不温，即肉不着骨，骨肉不相亲，即肉濡而却。肉濡而却，故齿长而枯，发无润泽者，骨先死，戊日笃，己日死。

丁曰：足少阴之经，肾脉也，属水，王冬，内荣于骨髓，外华于发。其气绝则齿本长，骨枯，发无润泽，故戊日笃而己日死也。此足少阴绝之形也。

杨曰：足少阴，肾脉也。肾主冬，故云冬脉也。肾主内荣骨髓，故云伏行而温于骨髓也。肾气既绝，则不能荣骨髓，故肉濡而却。却，结缩也。谓齿龈之肉结缩，故齿渐长而枯燥也，谓齿干燥色不泽也。肾为津液之主，今无津液，故使发不润焉。戊己，土也。肾，水也。土能克水，故云戊日笃，己日死也。

虞曰：阴阳有少壮，故有三阴三阳，以通气血，以养人身。是故三阴乃有离合，太阴为开，厥阴为阖，少阴为枢。开者，司动静之基。阖者执禁固之权，枢者，主动转之微。三经不得相失。今足少阴肾脉已绝，是故一经相失，少阴不得为枢，动转之微不主矣，故曰死也。《诊要经终论》曰：少阴终者，面黑，齿长而垢，腹胀闭，上下不通而终矣。此之谓也。

足太阴气绝，则脉不荣其口唇。口唇者，肌肉之本也。脉不荣，则肌肉不滑泽。肌肉不滑泽，则肉满。肉满则唇反。唇反则肉先死。甲日笃，乙日死。

丁曰：足太阴经者，脾之脉也，属土，王季夏，其气内养肌肉，外华卫于口唇，其气绝则唇反肉满，故甲日笃，而乙日死也。此是足太阴绝之形也。

杨曰：足太阴，脾脉也。脾主肌肉，其气既绝，故肌肉粗涩而唇反。甲乙，木也。脾，土也。木能克土，故云甲日笃，乙日死也。

虞曰：口唇，肉之所终，亦曰脾之华。今唇反色青，木贼土也。故曰死矣。阴阳之离合，乙太阴为开，谓司动静之基。今脉已绝，则动静之基乃失司存，故曰死也。《素问》曰：太阴终者，腹胀，闭不得息，善呕，呕则逆，逆则面赤也。

足厥阴气绝，即筋缩，引卵与舌卷。厥阴者，肝脉也。肝者，筋之合也。筋者，聚于阴器，而络于舌本。故脉不荣，则筋缩急，筋缩急，即引卵与舌，故舌卷卵缩。此筋先死，庚日笃，辛日死。

丁曰：足厥阴经者，肝之脉也。属木，王春，气内养于筋，外则上系舌本，下环于阴器。其气绝，则舌卷卵缩，故庚日笃，而辛日死也。此足厥阴绝之形也。

杨曰：足厥阴，肝脉也。肝主筋，其气既绝，故筋缩急而舌卷卵缩。庚辛，金也。肝，木也。金能克木，故云庚日笃而辛日死也。

手太阴气绝，即皮毛焦。太阴者，肺也，行气温于皮毛者也。气弗荣，则皮毛焦。皮毛焦，则津液去。津液去，即皮节伤。皮节伤，则皮枯毛折。毛折者，则气先死。丙日笃，丁日死。

丁曰：手太阴经者，肺之脉也，属金王秋。其气内主于气，外荣于皮毛。其气绝，则津液去，皮毛焦，故丙日笃，而丁日死也。

杨曰：手太阴，肺脉也。肺主行气，故曰温皮毛。丙丁，火也。肺，金也。火能克金，故云丙日笃，丁日死也。

虞曰：肺行卫气以养皮毛，今皮毛焦，则知火来烁金，皮枯毛折脉绝，其为离合，与足太阴同法也。

手少阴气绝，则脉不通，脉不通，则血不流，血不流，则色泽去，故面黑如梨，此血先死，壬日笃，癸日死。

丁曰：手少阴经者，真心脉也，属君火，王夏，主于荣，通于脉也。其经非不言手厥阴心包络为主相火，相行君命，主通荣气。今真心气绝，则荣气不行，荣气不行，则血不流行，是以色泽去，故面黑如黧。壬日笃而癸日死，此者是病，非老瘁也。梨字当作此黧字。

杨曰：经云手三阴，今此惟释太阴少阴，而心主一经不言之，何也？然：心主者，心包络之脉也。

少阴者，心脉也。二经同候于心，故言少阴绝则心主亦绝，其诊既同，故不别解也。本经云：面黑如漆柴。此云如梨。漆柴者，恒山苗也。其草色黄黑，无润泽，故以为喻。梨者，即人之所食之果也。亦取其黄黑焉。言人即无血，则色黄黑，似此二物无光华也。壬癸，水也。心，火也。水克火。故云壬日笃，癸日死也。

虞曰：心主血，血乃为荣，荣华人身，故有光华之色。今脉已绝，血乃不行，故人色夭，面黑如梨，是知水来贼火，离合与足少阴同。

三阴气俱绝者，则目眩转目瞑，目瞑者为失志，失志者则志先死，死即目瞑也。

丁曰：所言三阴者，独是言足三阴也。足少阴者，肾也。肾藏精与志。足厥阴，肝也。肝藏魂，通于目。故绝则失志而乱，魂去目眩也。

杨曰：三阴者，是手足三阴脉也，此五脏之脉也。五脏者，人之根本也。故三阴俱绝，则目瞑。瞑，闭也。言根绝于内，而华□于外，目者，人之光华也。眩，乱也。言目乱，不识人也。肾藏精与志，精气已竭，故曰失志也。三阴绝，皆止得一日半死也。

虞曰：五脏之脉，皆属三阴。五脏之脉，皆会于目。今三阴俱绝，故目眩目瞑也。人之五志皆属于阴，谓肝志怒，心志喜，脾志思，肺志忧，肾志恐。今三阴已绝，五脏皆失其志，故无喜、怒、忧、思、恐。五志俱亡，故曰失志也。杨氏言失志，乃止言肾一脏也。本经曰：阴阳相离，则怅然失志。此之谓也。

六阳气俱绝者，则阴与阳相离。阴阳相离，则腠理泄，绝汗乃出，大如贯珠，转出不流，即气先死，旦占夕死，夕占旦死。

丁曰：所言六阳，是手足三阳也。后言阴与阳相离者，谓手三阳通天气，故曰阳也，足三阳通地气，故云阴也；天地阴阳否隔，所以言阴阳相离也。是故腠理泄，绝汗乃出，大如贯珠，故其死不移旦夕也。

杨曰：此六阳气绝，不出日死，六阳气绝之状，今略条之。经云：太阳脉绝者，其绝也。戴眼，反折、瘫疾，其色白，绝汗乃出，出则终矣。少阳脉绝者，其绝也，耳聋、百节尽纵、目环绝系，绝系一日半死，其色青者乃死。阳明脉绝者，其绝也，口耳张、善惊、妄言、色黄、其上下经盛而不仁则终矣。此是三阳绝之状也。前云六阳，今经曰三阳绝状者，手足诸阳脉绝，其绝状并同，所以不别出。阴与阳相离者，阴阳隔绝不相朝使也。腠理泄者，阳气已下，毛孔皆开，所以然也。绝汗，乃汗出如珠，言身体汗出着肉，如缀珠而不流散，故曰贯珠也。旦占夕死，夕占旦死者，正得半日也，惟少阳绝得一日半矣。

虞曰：阴阳相离，气位隔绝，腠理开疏，汗乃大出。夫如是，则六阳皆绝，其死明矣。况三阳之脉，亦有离合，太阳为开，阳明为阖，少阳为枢。开者，司动静之基。阖者，执禁固之权。枢者，主转动之微。三经不得相失。今六阳已绝，失其动静之司，弛其禁固之枢，止其动转之微，三经相失，故曰死也。六阳者，《素问》曰：上下经乃成六也。

经络大数第二凡二首

二十五难曰：有十二经，五脏六腑，十一耳。其一经者，何等经也？

然：一经者，手少阴与心主别脉也。心主与三焦为表里，俱有名而无形，故言经有十二也。

丁曰：言少阴与心主别脉者，谓心与小肠为表里，心主与三焦为表里也。少阴是真心脉，为君火。心主者，共三焦相火，故别也。相行君命，故有心名无位也。

杨曰：手少阴，真心脉也。手心主，心包络脉也。二脉俱是心脉，而少阴与小肠合，心主与三焦脉合。三焦有位而无形，心主有名而无脏，故二经为表里也。五脏六腑各一脉为十一脉。心有两脉，合成十二经焉。据此而言，六腑亦止五腑耳。

虞曰：心主者，手厥阴脉也。三焦者，手少阳脉也。二经合为表里，乃合为十二经也。手厥阴心包络脉者，起于胸中，出属心包，下膈，历络三焦；其支者，循胸中，出胁下腋三寸，上抵腋下，下循臑内，行太阴少阴之间，入肘中，下臂，行两筋之间，入掌中，出中指之端，准此推之，心包外有经脉，出于口指；内相维络于三焦，归于少阴之经，配手厥阴之脉，手少阳脉者，出于手小指次指之端，上出次指之间，循手表腕，出臂外两骨之间，上贯肘；循臑外，上肩，交出足少阳之后，入缺盆，布膻中，散络心包，下膈，循属三焦。准此推寻，乃与心包更相维络。三焦配手少阳，心包配手厥阴，二经俱外有流行经脉，内无脏腑，故配之为表里。诸家脉惟言命门与三焦为表里，在右手尺中。惟此经言，则三焦与心主为表里也。又左寸火，右寸金，左关木，右关土，左尺水，右尺火，左尺男，右尺女，可验之。经有夫妇对位，若三焦配命门为表里，则水火同位也。

二十六难曰： 经有十二，络有十五，余三络者，是何等络也？然：有阳络，有阴络，有脾之大络。阳络者，阳跷之络也。阴络者，阴跷之络也。故络有十五焉。

丁曰：十二经、十五络者，谓每一经各有一络。其肝、心、肾，经在左即络右；其脾、肺、心包，经在右即络左。其阳跷，经在左足外踝，络在右足外踝。其阴跷，经在右足内踝，络在左足内踝。此者，是阴跷阳跷之络也。脾之大络者，脾象土，主中宫，王四季，分养四脏。故曰脾之大络，是名大包穴，在渊液下三寸，布胸中，出九肋间是也。

杨曰：十二经各有一络，为十二络耳。今云十五络者，有阴阳之二络，脾之大络，合为十五络也。人有阴阳两跷，在两足内外，男子以足外者为经，足内者为络，女子以足内者为经，足外者为络，故有阴阳跷二络也。经云：男子数其阳，女子数其阴，当数者为经，不当数者为络，此之谓也。脾之大络，名曰大包。此则脾有二络也，凡经脉为里，支而横者为络，络之别者为孙也。

奇经八脉第三凡三首

二十七难曰：脉有奇经八脉者，不拘于十二经，何谓也？然：有阳维，有阴维，有阳跷，有阴跷，有冲、有督、有任、有带之脉。凡此八脉者，皆不拘于经，故曰，奇经八脉也。经有十二，络有十五，凡二十七气，相随上下。何独不拘于经也？然：圣人图设沟渠，通利水道，以备不然；天雨降下，沟渠溢满，当此之时，霶霈妄行，圣人不能复图也。此络脉满溢，诸经不能复拘也。

丁曰：前言十二经，十五络，二十七气相随上下，流通气血，相贯无有休息。今此八脉谓别道而行，故曰奇经八脉也。其所起言在后章。

杨曰：奇，异也。此之八脉，与十二经不相拘制，别道而行，与正经有异，故曰奇经也。其数有八，故曰八脉也。

虞曰：奇，音基也；奇，斜也；奇，零也，不偶之义。谓此八脉不系正经阴阳，无表里配合，别道奇行，故曰奇经也。所以经言八脉不拘于经，以此可验矣。杨氏言奇异之义，非也。

二十八难曰：其奇经八脉者，既不拘于十二经，皆何起何继也？然：督脉者，起于下极之俞，并于脊里，上至风府，入于脑。

丁曰：督脉起于下极之俞者，长强穴在脊骶，肾脉络任脉络会之所，并于脊里上至风府，穴在发上一寸，督脉阳维所会，奇经之一脉也。

吕曰：督脉者，阳脉之海也。

杨曰：督之为言都也，是人阳脉之都纲。人脉比于水，故吕氏曰：阳脉之海，此为奇经之一脉也。下极者，长强也。

虞曰：经言督脉起于下极，上入属于脑。吕氏曰：诸阳之海也。杨氏曰：阳脉之都纲，据其督脉流行，起自会阴穴，循脊中上行至大椎穴，与手足三阳之脉交会，上至喑门穴，与阳维会其所，上至百会穴，与太阳交会，下至于鼻柱下水沟穴，与手阳明交会，准此推之，实谓为诸阳之海，阳脉之都纲也。

任脉者，起于中极之下，以上毛际，循腹里，上关元，至咽喉。

丁曰：中极者，穴名也，在脐下四寸。其中极之下者，曲骨穴也，是任脉所起。其循腹里，上关元，至咽喉者，天突穴也。是任脉之所会，奇经之二脉也。

杨曰：任者，妊也。此是人之生养之本，故曰位中极之下，长强之上。此奇经之二脉也。

虞曰：据《针经》推寻，任脉起于会阴穴，上毛际者，乃是曲骨穴，在少腹下毛际，与足厥阴会于此。上至关元，乃脐下二寸也，至咽喉，与阴维脉会也，《素问》曰：女子二七天癸至，任脉通，冲脉盛，月事以时下，故能有子也。故杨氏曰：生养之本，良由此也。

冲脉者，起于气冲，并足阳明之经，夹脐上行，

至胸中而散也。

吕曰：冲脉者，阴脉之海。

丁曰：冲脉起于气冲，并足阳明之内，挟任脉之外，上行至胸中而散，皆起于两间。此者，是三焦行气之府也。故吕氏云，一本曰冲者，此之谓也。

杨曰：经云冲脉者，十二经之海也。如此则不独为阴脉之海，恐吕氏误焉。冲者，通也。言此脉下至于足，上至于头，通受十二经之气血，故曰冲焉。此奇经之三脉也。

虞曰：《素问》曰：冲脉起于气街。《难经》曰：起于气冲。又《针经》穴中两存其名，冲、街之义俱且通也。《素问》曰：并足少阴之经。《难经》却言并足阳明之经。况少阴之经，挟脐左右各五分，阳明之经，挟脐左右各二寸，气冲又是阳明脉气所发。如此推之，则冲脉自气冲起，在阳明、少阴二经之内，挟脐上行，其理明矣。大体督脉、任脉、冲脉此三脉，皆自会阴穴会合而起，一脉分为三岐，行于阴阳，部分不同，故名各异也。

带脉者，起于季胁，回身一周。

丁曰：季胁下一寸八分，是其带脉之穴也。回身一周，是奇经之四脉也。

杨曰：带之为言束也。言总束诸脉，使得调柔也。季胁在肋下，下接于髁骨之间是也。回，绕也。绕身一周，犹如束带焉。此奇经之四脉也。

阳跷脉者，起于跟中，循外踝，上行入风池。

丁曰：阳跷脉起于跟中，循外踝者，中冲穴也。上入风池穴者，项后发际陷中，是奇经之五脉也。

杨曰：跷，捷疾也。言此脉是人行走之机要，动足之所由。故曰跷脉焉。此奇经之五脉也。

阴跷脉者，亦起于跟中，循内踝，上行至咽喉，交贯冲脉。

丁曰：阴跷脉亦起跟中，循内踝者，照海穴也。上行至咽喉，交贯冲脉，其又至目下承泣穴。是阴跷脉始终也。是奇经之六脉也。

杨曰：其义与阳跷同也。此奇经之六脉也。

虞曰：阴跷者，起于足然骨之后，上内踝之上，循阴股入𩨗而循腹，上胸里，入缺盆，出人迎之前，入頄内廉，属目内眦，合于太阳、阳跷而上。

阳维、阴维者，维络于身，溢蓄不能环流，灌溉诸经者也。故阳维起于诸阳会也，阴维起于诸阴交也。

丁曰：阳维者，维络诸阳，故曰阳维，起于诸阳会也。阴维者，维络诸阴，故曰阴维，起于诸阴交也。

杨曰：维者，维持之义也。此脉为诸脉之纲维，故曰维脉也。此有阴阳二脉，为奇经八脉也。

比于圣人，图设沟渠，沟渠满溢，流于深湖。故圣人不能拘通也。而人脉隆盛，入于八脉，而不环周。故十二经亦不能拘之。其受邪气，蓄则肿热，砭射之也。

丁曰：凡八脉为病，皆砭射取之。

杨曰：九州岛之内，有十二经水以流泄地气，人有十二经脉以应之，亦所以流灌身形之血气，奉以生身，故比之于沟渠也。

虞曰：十二经隆盛，入于八脉而不环周，邪在八脉，肿热蓄积，故以砭石射刺之，故曰砭射之也。

二十九难曰：奇经之为病何如？

然：阳维维于阳，阴维维于阴，阴阳不能自相维，则怅然失志，溶溶不能自收持。

吕曰：怅然者，其人惊，惊即维脉缓，故令人身不能收持。惊则失志，善忘，恍惚也。

丁曰：阳维、阴维者，是阴阳之纲维也，而主持阴阳之脉。今不能相维者，是阳不能主持诸阳，阴不能主持诸阴，故言怅然失志也。溶溶者，缓慢，所以不能收持也。

阴跷为病，阳缓而阴急；阳跷为病，阴缓而阳急。

吕曰：阴跷在内踝上，病则其脉从内踝以上急，外踝以上缓也。阳跷在外踝上，病则其脉从外踝以上急，内踝以上缓也。

丁曰：奇经八脉者，乃圣人图设沟渠之理，以备通水道焉。非自生其病，尽诸经隆盛而散入也。乃砭射取之，诸阳脉盛，散入阳跷，则阳跷病。诸阴脉盛，散入阴跷，则阴跷病。故阴跷、阳跷乃为病耳。其阴阳缓急者，即是虚实之义。阴跷为病，则阳缓而阴急，即病阴厥，足劲直而五络不通。阳跷为病，则阴缓而阳急，即狂走不卧死。跷者，健也。

冲之为病，逆气而里急。

丁曰：逆气，腹逆也。里急，腹痛也。

吕曰：冲脉从关元，上至咽喉，故其脉为病，逆气而里急。

虞曰：冲脉并足少阴之经，挟脐上行，病故逆气里急矣。巢氏《病源》曰：肾气不足，伤于冲脉，故逆气而里急。

督之为病，脊强而厥。

吕曰：督脉在脊，病则其脉急，故令其脊强也。

丁曰：督脉起于下极之俞，行脊里，上入风池。病则脊强。

任之为病，其内苦结，男子为七疝，女子为瘕聚。

吕曰：任脉起于胞门子户。故其脉结，为七疝瘕聚之病。

丁曰：任脉起胞门子户，循腹里，上关元，至咽喉。病则男子内结为七疝，女子为瘕聚。

虞曰：任脉当少腹上行，故其内苦结。男子病七疝者，谓厥疝、盘疝、寒疝、癥疝、胕疝、狼疝、气疝。此七病，由气血虚弱寒温不调致之也。女子病为瘕聚。瘕有八瘕，谓青瘕、黄瘕、燥瘕、血瘕、狐瘕、蛇瘕、鳖瘕、脂瘕，瘕者，谓假于物形是也。

带之为病，腹满，腰溶溶若坐水中。

吕曰：带脉者，回带人之身体。病则其腹缓，故令腰溶溶也。

丁曰：带脉者，回带人之身，病则腰溶溶也。

阳维为病，苦寒热；阴维为病，苦心痛。

吕曰：阳为卫，故寒热。阴为荣，荣为血。血者心，故心痛也。

丁曰：阳维主于诸阳之经，病则苦寒热。阴维主于诸阴之经，病则苦心痛也。

此奇经八脉之为病也。

杨曰：一本云冲脉者，起于关元，循腹里，直上于咽喉中。任脉者，起于胞门子户，挟脐上行，至胸中。二本虽不同，亦俱有所据，并可依用，故并载之。吕氏注与经不同者，由此故也。

虞曰：据《素问》言，冲脉起气街，挟脐上行，至胸中。任脉起于中极，谓当脐心上行也。以上吕、杨氏所举，皆非也。

荣卫三焦第四 凡二首

三十难曰：荣气之行，常与卫气相随不？然：经言人受气于谷，谷入于胃，乃传与五脏六腑，五脏六腑皆受于气，其清者为荣，浊者为卫，荣行脉中，卫行脉外，荣周不息，五十而复大会，阴阳相贯，如环之无端。故知荣卫相随也。

丁曰：夫人之生，禀天真之气后，饮水谷食入胃，传于五脏六腑，化为精血。其精血各有清浊，其精中清者，归肺以助天真；其浊者，坚强骨髓。故血中之清者归心，荣养于神；血中之浊者，外华于肌肉；而清者行于脉内，浊者行于脉外。而卫者，卫护之义也。

杨曰：营行作荣。荣者，荣华之义也。言人百骸九窍所以得荣华者，由此血气也。营者，经营也。言十二经脉常行不已，经纪人身，所以得长生也。二义皆通焉。卫者，护也。此是人之慓悍之气，行于经脉之外，昼行于身，夜行于脏，卫护人身，故曰卫气。凡人阴阳二气，皆会于头手足，流转无穷。故曰如环之无端也。心荣血，肺卫气，血流据气，气动依血，相凭而行。故知荣卫相随也。

虞曰：经言人受气于谷，谷入胃，乃传与五脏六腑者，谓水谷入口，下至于胃，胃化谷为气，上传与肺，肺乃主气。气乃为卫，胃化水上传与心，心乃生血，血乃为荣。气为表，行于脉外，血为里，行于脉内，二者相依而行，故一日一夜五十周于身，复会于手太阴，如环之无端，转相溉灌。经言清气为荣，浊气为卫，详此清浊之义，倒言之为正，恐传写误也。《阴阳应象论》曰：清阳实四肢，浊阴归六腑，即其义也。

三十一难曰：三焦者，何禀何生？何始何终？其治常在何许？可晓以不？

然：三焦者，水谷之道路，气之所终始也。

杨曰：焦，元也。天有三元之气，所以生成万物。人法天地，所以亦有三元之气，以养人身形。三焦皆有其位，而无正脏也。

虞曰：天有三元，以统五运；人有三焦，以统五脏也。今依《黄庭经》配八卦属五脏法三焦，以明人之三焦法象三元也。心肺在上部，心法离卦，肺法兑卦、乾卦，主上焦。乾为天，所以肺行天气。脾胃在中部，脾胃属土，统坤卦，艮亦属土，艮为运气，主治中焦。肾肝在下部，肾法坎卦，肝法震卦、巽卦，主下焦，主通地气，行水道。夫如是，乃知坎、离、震、兑、坤以法五脏，乾、艮、巽乃法三焦，以合八卦变用。乃如下说。

上焦者，在心下下膈，在胃上口，主内而不出，其治在膻中玉堂下一寸六分，直两乳间陷者是。

　　杨曰：自膈以上，名曰上焦，主出阳气，温于皮肤分肉之间，若雾露之溉焉。胃上口穴在鸠尾下二寸五分也。

　　虞曰：膻中者，穴名也，直两乳中是穴，任脉气之所发。《素问》曰：膻中为臣使之官，以主气布阴阳，气和志远，喜乐由生，谓布气也，故治其中矣。上焦主入水谷，内而不出，其为病止言冷热，虚则补其心，实则泻其肺，如此治者，万无一失。《灵枢经》曰：上焦如雾，谓行气如露溉灌诸经也。言胃气自膻中布气，与肺下溉灌诸脏。经曰：肺行天气。即此义也。

　　中焦者，在胃中脘，不上不下，主腐熟水谷，其治在脐傍。

　　杨曰：自脐以上，名曰中焦，变化水谷之味，生血以荣五脏六腑，及于身体。中脘穴在鸠尾下四寸也。

　　虞曰：中焦乃脾胃也。中焦为病，止言冷热，虚则补其胃，实则泻其脾。如此治者，万无一失。《灵枢经》曰：中焦如沤，谓腐熟水谷也。其治在脐傍，脐傍右各一寸，乃足阳明胃脉所发，夹脐乃天枢穴也。中焦主脾胃，故治在此经中，故曰脐傍也。

下焦者，当膀胱上口，主分别清浊，主出而不内，以传导也。其治在脐下一寸。

杨曰： 自脐以下，名曰下焦。脐下一寸，阴交穴也。主通利溲便以时下而传，故曰出而不内也。

虞曰： 下焦为病，止言冷热，虚则补其肾，实则泻其肝。如此治者，万无一失。《灵枢经》曰：下焦如渎。谓膀胱主水也。《素问》曰：三焦为决渎之官，水道出焉。脐下一寸，乃足三阴任脉之会，其治在兹，乃下纪也。

故名曰三焦，其腑在气街，一本曰冲。

丁曰：《灵兰秘典论》曰：三焦者，决渎之官。引导阴阳水谷，故言三焦者，水谷之道路也，布气于胸中，故治在膻中穴也。其腑在气街而或曰冲者，二义俱通。言气街者，即阴阳道路也。言气冲者，气冲脉也。气冲者，十二经根本诸经行气之腑也。故言腑在气冲也。

杨曰： 气街者，气之道路也。三焦既是行气之主，故云腑在气街。街，衢也。衢者，四达之道焉。一本曰冲，此非扁鹊之语，盖吕氏再录之言，别本有此言，于义不可用也。

虞曰： 气街在少腹毛中两旁各二寸。是穴，乃足阳明脉气所发。言其三焦主三元之气，其腑在气街。其气街者，《针经》本名气冲。冲者，通与四达之义不殊，两存之亦可也。以气街为腑者，何也？谓足阳明胃化谷为气，三焦又主三元之气，故以气街为腑也。

脏腑配象第五 凡六首

三十二难曰： 五脏俱等，而心肺独在膈上者，何也？然：心者血，肺者气，血为荣，气为卫，相随上下，谓之荣卫，通行经络，营周于外，故令心肺在膈上也。

丁曰： 心肺主通天气，故在膈上。

杨曰： 自脐以上通为阳，自脐以下通为阴。故经曰：腰以上为天，腰以下为地。天阳地阴，即其义也。今心肺既居膈上而行荣卫，故云荣周于外。

虞曰：心为帝王，高居远视，肺为华盖，位亦居膈。心主血，血为荣。肺主气，气为卫。血流据气，气动依血，血气相依而行，故心肺居在上焦也。

三十三难曰：肝青象木，肺白象金，肝得水而沉，木得水而浮，肺得水而浮，金得水而沉，其意何也？然：肝者，非为纯木也。乙，角也，庚之柔，大言阴与阳，小言夫与妇，释其微阳而吸其微阴之气。其意乐金，又行阴道多，故令肝得水而沉也。

丁曰：五行既定，即有刚柔，配合夫妇，柔纳其刚。今经举肝青象木，木性本浮，今肝得水沉者，谓又怀金性也。又，木七月受气，正月临官，行其阴道多，是故肝得水而沉也。

杨曰：四方皆一阴一阳，东方甲乙木。甲为阳，乙为阴，余皆如此。又，甲为木，乙为草，丙为火，丁为灰，戊为土，己为粪，庚为金，辛为石，壬为水，癸为池。又，乙带金气，丁带水气，己带木气，辛带火气，癸带土气。皆五行王相配偶，故言肝者，非为纯木也。阳交错故也。生于亥而王于卯，故云行阴道多。东方甲乙木，畏西方庚辛金，故释其妹乙，嫁庚为妇。故曰庚之柔。柔，阴也。乙带金气以归，故令肝得水而沉也。

虞曰： 乙与庚合，从夫之性，故得水而沉也。

肺者，非为纯金也，辛，商也，丙之柔，大言阴与阳，小言夫与妇，释其微阴，婚而就火。其意乐火。又行阳道多，故令肺得水而浮也。

丁曰： 庐白象金。金性本沉，今肺反浮，谓辛纳火性。又正月受气，七月临官，行阳道多，是故肺得水而浮也。

杨曰： 金生于己，王于酉，故云行阳道多。西方庚辛金，畏南方丙丁火，故释其妹辛，嫁为丙妇，故曰丙之柔，辛带火气以归，故令肺得水而浮也。

虞曰： 丙与辛合，随夫之性，炎上而浮，故云也。

肺熟而复沉，肝熟而复浮者，何也？故知辛当归庚，乙当归甲也。

丁曰：皆归本性也。

杨曰：肝生沉而熟浮，肺生浮而熟沉，此是死则归本之义，熟喻死矣。如人夫妇有死亡者，未有子息，各归其本，极阴变阳，寒盛生热，壅久成通，聚而必散，故其然也。义之反复，故浮沉改变也。

三十四难曰：五脏各有声色臭味，可晓知以不？然：《十变》言：肝色青，

虞曰：五色之变在于木也。五脏五色，由肝木之气更相溉灌，故各从其类见其色。《黄庭经》云：肝者，木之精，震之气，其色青，位居东方。

其臭臊，

虞曰：得火之变，故其臭则臊也。

其味酸，

虞曰：土受木味则酸。《洪范》曰：曲直作酸。酸，取其收敛也。

其声呼，

虞曰：金木相配，发声为呼，呼亦啸也。

其液泣。

虞曰：泣则言泪也。此乃水行气，溉灌于子，故生泣也。

心色赤，

虞曰：木之布色，在火乃赤也。

其臭焦，

虞曰：五臭之变在于火。五脏五臭，火盛则焦苦出焉，故曰其臭焦也。

其味苦，

虞曰：火性炎上，故生焦苦，故《洪范》云：炎上作苦。本经云：脾主甘，受味，火由土受之，则味苦，取其燥泄也。

其声言，

虞曰：金火相当，夫妇相见，发声为言。《素问》云笑。

其液汗。

虞曰：水火交泰，蒸而成汗。

脾色黄，

虞曰：脾土在中央，其色黄，此乃木之布色，在土乃黄也。

其臭香，

虞曰：火之化土，其臭则香也。

其味甘，

虞曰：脾土，味甘，甘能受味以取宽缓，行五味以养五脏，各从其数以配其味，在本性则甘，故《洪范》云，稼穑作甘也。

其声歌，

虞曰：金土相生，母子相见，发声为歌。

其液涎。

虞曰：水之行液，在脾成涎。

肺色白，

虞曰：木之布色，在肺乃白也。

其臭腥，

虞曰：火之变，在金则腥也。

其味辛，

虞曰：土之受味，在肺为辛，辛取其散润也。

其声哭，

虞曰：凡五音之发在于金，金发五音以出五脏，各从其类以发其声。在本性为哭者，谓肺属金。金，商也。商，伤也。主于秋，秋，愁也。故在志则悲哭，此之谓也。

其液涕。

虞曰：水之行液，在肺成涕。

肾色黑。

虞曰：水之布色，在肾，乃黑，《淮南子》云：水者，积阴之气而成水也。取其积阴，故其色乃黑。

其臭腐。

虞曰：火主臭，在水为腐臭也。启玄子云：因水变为腐也。

其味咸，

虞曰：土之受味，在水作咸。咸，取其柔奭也。

其声呻，

虞曰：子之见母，乃发娇呻之声也。

其液唾。

虞曰：凡五液皆出于水，水行五液，分灌五脏，故诸脏各有液也，在本宫则为唾也。

是五脏声、色、臭、味也。

丁曰：其言五声、五色、五味、五音、五液，此者是五脏递相荣养，过此则病也。

杨曰：五脏相通，各有五，五五合为二十五，以相生养也。

五脏有七神，各何所藏耶？然：脏者，人之神气所舍藏也，故肝藏魂，肺藏魄，心藏神，脾藏意与智。

虞曰：心有所忆谓之意，水从其夫，故有智也。

肾藏精与志也。

丁曰：五脏七神者，《宣明五气篇》注云：心藏神，精气之化成也。肺藏魄，精气之匡辅也。《灵枢经》云：并精而出入者谓之魄。肝藏魂，神气之辅弼也。《灵枢经》曰：随神而往来者谓之魂。脾藏意与智，意主所思，智主其记。肾藏精与志，专意而不移者也。《灵枢经》曰：意之所在谓之志。又云：其精者谓之志也。

虞曰：气之所化谓之精，意之所存谓之志。

杨曰：肝、心、肺各一神，脾、肾各二神，五脏合有七神。

三十五难曰：五脏各有所，腑皆相近，而心肺独去大肠小肠远者，何谓也？经言心荣肺卫，通行阳气，故居在上。大肠小肠传阴气而下，故居在下。所以相去而远也。又，诸腑者，皆阳也，清净之处，今大肠、小肠、胃与膀胱，皆受不净，其意何也？然：诸腑者，谓是非也。

丁曰：经言诸腑皆阳，清净之处者，为手足三阳，为行气之腑，故言清净之处也。今大肠、小肠、胃、膀胱为传化之腑，故言非也。

杨曰：谓是非者，言诸腑各别其所传化，此为是也。小肠为腑，此为非也，何为如此？然：小肠者，虽配心为表，其治则别，其气则通，其气虽通，其所主又异，所以虽曰心病，而无心别位，故曰非也。

经言小肠者，受盛之腑也。大肠者，传泻行道之腑也。胆者，清净之腑也。胃者，水谷之腑也。膀胱者，津液之腑也。

杨曰：此各有此传也。

一腑犹无两名，故知非也。小肠者，心之腑。大肠者，肺之腑。胃者，脾之腑。胆者，肝之腑。膀胱者，肾之腑。

杨曰：此是小肠与心通气也，余并同矣。

小肠谓赤肠，大肠谓白肠，胆者谓青肠，胃者谓黄肠，膀胱者谓黑肠，下焦所治也。

丁曰：皆谓随五脏之色相配而言也。

杨曰：肠者，取其积贮热治之义也，故以名之。然六腑五脏之正色也。

三十六难曰：脏各有一耳，肾独有两者，何也？然：肾两者，非皆肾也，其左者为肾，右者为命门。命门者，诸神精之所舍，原气之所系也。故男子以藏精，女子以系胞，故知肾有一也。

丁曰：命门者诸神精之所舍，原气之所系也。故男子藏精，女子系胞也，是知肾有一也。其言命门者，非右尺也，为人之生命之门也。肾属水，故知以其右尺，为相火行君火之命，今亦名命门，即非肾之命门也。盖同名而异义也。

杨曰：肾虽有两而非一肾，故《脉经》曰：左手尺中为肾脉，右手尺中为神门脉。此其义也。肾者，人生之根本。神门者，元气之宗始。故云精神之所舍也。神门，亦命门也。

虞曰：经云右为命门，元气之所系也。《脉经》言与三焦为表里，三焦又主三元之气。准此推之，三焦自命门之所起也，属手少阳火，配心包手厥阴火为表里，其理明矣。

三十七难曰：五脏之气，于何发起，通于何许，可晓以不？然：五脏者，当上关于九窍也。故肺气通于鼻，鼻和则知香臭矣。肝气通于目，目和则知白黑矣。脾气通于口，口和则知谷味矣。心气通于舌，舌和则知五味矣。肾气通于耳，耳和则知五音矣。

杨曰：七窍者，五脏之门户，脏气平调，则门户和利矣。

五脏不和，则九窍不通。

杨曰：五脏失和于内，九窍壅塞于外也。今上有七窍而云九者，二窍幽隐，所以不言，肾气上通于耳，下通于二阴，故云九窍也。

六腑不和，则留结为痈。

丁曰：不和者，为腑与脏不和者，邪气不得外泄，则害其九窍；六腑不得内通，则留结为痈。凡人脏腑阴阳和，即如水之流不得息也，如环之无端，莫知其纪，周而复始也。

杨曰：六腑，阳气也，阳气不和，则结痈肿之属，故云为痈也。邪乘气来，先游于腑也。

邪在六腑，则阳脉不和，阳脉不和，则气留之，气留之，则阳脉盛矣。邪在五脏，则阴脉不和，阴脉不和，则血留之，血留之，则阴脉盛矣。阴气太盛，则阳气不得相营也，故曰格。阳气太盛，则阴气不得相营也，故曰关。阴阳俱盛，不得相营也，故曰关格。关格者，不得尽其命而死矣。

丁曰：内外不相济，是为关格，故知死矣。

杨曰：人之所有者，气与血也，气为阳，血为阴，阴阳俱盛，或俱虚，或更盛，或更虚，皆为病也。

经言气独行于五脏，不营于六腑者，何也？然：气之所行也，如水之流不得息也，故阴脉营于五脏，阳脉营于六腑，如环之无端，莫知其纪，终而复始。其不覆溢，人气内温于脏腑，外濡于腠理。

丁曰：者阴不足，阳入乘之为覆。诸阳不足，阴出乘之为溢也。此者，是气之独行也。

杨曰：覆溢者，谓上鱼入尺也，若不如此，当行不止，故云终而复始焉。

脏腑度数第六凡十首

三十八难曰：脏惟有五腑独有六者，何也？然：所以腑有六者，谓三焦也，有原气之别焉，主持诸气，有名而无形，其经属手少阳，此外腑也。故言腑有六焉。

丁曰：其言五脏六腑者，谓五脏应地之五行，其六腑应天之六气。其言天之六气，谓三焦为相火，属手少阳，故言腑独有六也。

杨曰：三焦无内腑，惟有经脉名手少阳，故曰外腑也。

三十九难曰：经言腑有五，脏有六者，何也？然：六腑者，正有五腑也。然五脏亦有六脏者，谓肾有两脏也。其左为肾，右为命门。命门者，谓精神之所舍也。男子以藏精，女子以系胞，其气与肾通，故言脏有六也。腑有五者，何也？然：五脏各一腑，三焦亦是一腑，然不属于五脏，故言腑有五焉。

丁曰：五脏正有五腑，今曰三焦是为一腑，配心包络为脏，即脏腑皆有六焉。其二经俱是相火，相行君命，故曰命门也。

杨曰：五脏六腑皆五，有五六之数，或俱五，或俱六，或一五，或一六，并应天地之数也。若以正脏腑言之，则脏腑俱有五也，脏五以应地之五岳，腑五以应天之五星。若以俱六言之，则脏六以应六律，腑六以应乾数。若以脏五腑六言之，则脏五以应五行，腑六以法六气。以腑五脏六言之，则脏六以法六玥，腑五以法五常。所以脏腑俱五者，手心主非脏，三焦非腑也。脏腑俱六者，合手心主及三焦也，其余例可知也。

虞曰：天以六气司下，地以五行奉上，天地交泰，五六之数而成也。人法三才，所以脏腑以法五六之数，谓人头圆象天，足方象地，以脏腑五六之数以象人，则三才备矣。十一之数，相因而成，故不离于五六也。《汉书》云：五六乃天地之中数也。

王翰林集注黄帝八十一难经卷之三

释音

二十难：癫都田反；肓呼光反

二十二难：煦香句反

二十三难：跷讫约反

二十四难：眩荣绢切

二十八难：跟古痕切；踝户瓦切；砭陂验切

二十九难：疝_{所宴切}；瘕_{古讶切}

三十一难：膻_{徒亶切}；脘_{古卵切}

三十四难：臊_{苏曹切}

卷之四

四十难曰：经言肝主色。

虞曰：肝，木也。木之华萼，敷布五色，故主色也。

心主臭。

虞曰：心火也，火之化物，五臭出焉，是故五臭心独主之也。

脾主味。

虞曰：脾，土也。土甘，甘受味，故主味。《礼》云：甘受和味，此义也。

肺主声。

虞曰：肺，金也，金击之有声，故五音皆出于肺也。

肾主液。

虞曰：肾，水也。水流湿，主液也。

鼻者，肺之候，而反知香臭。耳者，肾之候，而反闻声。其意何？然：肺者、西方金也。金生

于巳。巳者，南方火也。**火者心，心主臭，故令鼻知香臭。肾者北方水也，水生于申。申者，西方金。金者肺。肺主声，故令耳闻声。**

杨曰：五行有相因成事，有当体成事者，至如肺肾二脏，相因成也，其余三脏，自成之也。

四十一难曰：肝独有两叶，以何应也？然肝者，东方木也。木者，春也。

虞曰：在五常，木法春应仁，故云木者春也，人之仁发用也。

万物始生，其尚幼小。

虞曰：肝木足厥阴，配胆木足少阳。少阳之至，乍大乍小，乍短乍长，故云幼少。

意无所亲，

虞曰：木者，应春法仁，施恩无求报，不以亲而施化育，故曰意无所亲。

去太阴尚近，

虞曰：十二经相注，足厥阴还复注手太阴。故曰：去太阴尚近也。

离太阳不远，

虞曰：本经言足厥阴少阳木，生手太阳少阴火，故云离太阳不远，则此义也。

犹有两心，

虞曰：犹，如也。如有两心者，谓注于太阴，有畏金之心；生于太阳，有生火之心，故云犹有两心。

故有两叶，亦应木叶也。

虞曰：肝者，据大叶言之，则是两叶也。若据小叶言之，则多叶矣。解在后章。

丁曰：经言：肝者，东方木也。应春万物之所生，其尚幼小。然始生者，非长生也。谓木初受气，是言幼少也，意无所亲者，谓以失其父，未识其母，故曰意无所亲也。去太阴尚近，太阴是七月，木始受气，离太阳不远也。太阳是六月，故言离太阳不远也。犹有两心者，为离太阳恋太阴，有此离恋，故言两心也。所以肝有两叶，以应木叶也。

四十二难曰：人肠胃长短，受水谷多少，各几何？然：胃大一尺五寸，径五寸，长二尺六寸，横屈受水谷三斗五升，其中常留谷二斗，水一斗五升。

杨曰：凡人食，入于口而聚于胃，故经云：胃者，水谷之海，胃中谷熟，则传入小肠也。

小肠大二寸半，径八分分之少半，长三丈二尺，受谷二斗四升，水六升三合，合之大半。

杨曰：小肠受胃之谷，而传入于大肠，分谷三分有二为太半，有一为少半。

回肠大四寸，径一寸半，长二丈一尺，受谷一斗，水七升半。

杨曰：回肠者，大肠也。受小肠之谷，而传入于广肠焉。

虞曰：水谷自胃有三斗五升，传入小肠，则谷剩四升，水少八升六合，合之少半。又传入大肠，水谷之数，比之在胃各减一半。至此，则水分入膀胱，谷传入肛门也。

广肠大八寸，径二寸大半，长二尺八寸，受谷九升三合八分合之一。

杨曰：广肠者，直肠也，一名肛门，受大肠之谷而传出。

故肠胃凡长五丈八尺四寸，合受水谷八斗七升六合八分合之一，此肠胃长短受水谷之数也。

杨曰：据《甲乙经》言，肠胃凡长六丈四寸四分，所以与此不同者，《甲乙经》从口至直肠而数之，故长。此经从胃至肠而数之，故短。亦所以互相发明，非有谬也。

肝重四斤四两，左三叶，右四叶，凡七叶。

虞曰：肝足厥阴，配足少阳，少阳之次数于七，故有七叶。

主藏魂。

虞曰：魂者，神气之辅弼也。

杨曰：肝者，干也，于五行为木，故其于体状有枝干也。肝神七人，老子名曰明堂宫，兰台腑，从官三千六百人，又云，肝神，六童子，三女人。又，肝神名盦蓝。

心重十二两，中有七孔三毛，盛精汁三合，主藏神。

杨曰：心，纤也。言所识纤微，无物不贯也。又云，心，任也。言能任物也，其神九人，太尉公名绛宫，大始南极老人，元先之身。其从官三千六百人。又曰，心为帝王，身之主也，心神又名呴呴。

虞曰：神者，精气之化成也。

脾重二斤三两，扁，广三寸，长五寸，有散膏半斤。主裹血，温五脏，主藏意。

杨曰：脾，俾也。在胃之下，裨助胃气，主化水谷也。其神五人，玄光，玉女，子母。其从官三千六百人。其脾神又名俾俾。

肺重三斤三两，六叶，两耳，凡八叶。

虞曰：肺者，金之稽，兑之气，位居于酉，酉是八门，八叶之应，法于此也。

主藏魄。

杨曰：肺，勃也。言其气勃郁也。其神八人，大和君名曰玉堂宫，尚书府。其从官三千六百人。

又云，肺神十四，童子七，女子七。肺神又名鸣鸠。

虞曰：魄者，精气之匡辅也。

肾有两枚，重一斤一两，主藏志。

杨曰：肾，引也。肾属水，主引水气灌注诸脉也。其神六人，司徒，司宫，司命，司隶，校尉，廷尉卿。肾神又名僄僄。

虞曰：专意不移者志。

胆在肝之短叶间，重三两三铢，盛精汁三合。

杨曰：胆，敢也。言其人有胆气果敢也。其神五人，太一道君，居紫房宫中。其从官三千六百人。胆神又名灌灌。

虞曰：胆者，中正之官，决断出焉。

胃重二斤二两，纡曲屈伸，长二尺六寸，大一尺五寸，径五寸，盛谷二斗，水一斗五升。

杨曰：胃，围也。言围受食物也。其神十二人，五元之气，谏议大夫。其胃神名且且。

虞曰：胃为仓廪之官也。

小肠重二斤十四两，长三丈二尺，广二寸半，径八分分之少半，左回叠积十六曲，盛谷二斗四升，

水六升三合，合之太半。

杨曰：肠，畅也。言通畅胃气，去滓秽也。其神二人，元梁使者。小肠神又名洁洁。

虞曰：小肠为受盛之官，化物出焉。

大肠重二斤十二两，长二丈一尺，广四寸，径一寸半。当脐右回十六曲，盛谷一斗，水七升半。

杨曰：大肠，即回肠也。以其回曲，因以名之。其神二人，元梁使者，其神名涸涸。

虞曰：大肠为传导之官，变化出焉。

膀胱重九两二铢，纵广九寸，盛溺九升九合。

杨曰：膀，横也；胱，广也。言其体短而横广。又名胞。胞，鞄也。鞄者，空也。以需承水液焉。今人多以两胁下及小腹两边为膀胱，深为谬也。

虞曰：膀胱为州都之官，津液藏焉。

口，广二寸半。唇至齿长九分。齿以后至会厌，深三寸半。大容五合。舌重十两，长七寸，广二寸半。

杨曰：舌者，泄也。言可舒泄于言语也。

虞曰：唇者，声之扇。舌者，声之机。

咽门重十两，广二寸半，至胃长一尺六寸。

杨曰：咽，嚥也。言可以嚥物也。又谓之嗌，言气之流道呃要之处也。咽，为胃之系也。故经曰，咽主地气。胃为土，故云主地气也。

喉咙重十二两，广二寸，长一尺二寸，九节。

杨曰：喉咙，空虚也。言其中空虚，可以通气息焉，即肺之系也，呼吸之道路。故经云，喉主天气，肺应天，故云主天气也。喉咙与咽并行，其实两异，而人多惑之。

肛门重十二两，大八寸，径二寸大半，长二尺八寸，受谷九升二合八分合之一。

杨曰：肛，釭也。言其处似车釭形，故曰肛门，即广肠也。又名直肠。

丁曰：前肠胃径围大小不同，其言胃大一尺五寸，径五寸者，即是围三径一也。小肠径八分，大二寸四分则是也。今言二寸半，即分之少半。回肠径一寸半，即大四寸五分。今言大四寸，即少五分也。广肠径一寸半，即大七寸五分。今言八寸，即有剩五分也。其升、斗、寸尺者，先立其尺，然后造其升斗秤两，皆以同身寸之为法，以尺造斗，斗面阔一尺，底阔七寸，高四寸，俱厚三分，可容十升。凡以木此指节者，方一寸为两，十六两为斤，此制同身寸尺升斗之度，为人之肠胃斤重长短之法也。

四十三难曰： 人不食饮，七日而死者，何也？然：人胃中常有留谷二斗，水一斗五升。故平人日再至圊，一行二升半，日中五升，七日五七三斗五升，而水谷尽矣。故平人不食饮七日而死者，水谷津液俱尽，即死矣。

丁曰： 人受气于谷，以养其神，水谷尽即神去，故安谷者生，绝谷者死也。

杨曰： 胃中常留水谷三斗五升，人既不食饮，而日别再圊，便一日五升，七日之中，五七三斗五升，胃中水谷俱尽，无气以生，故死焉。圊，厕也。

虞曰： 人受气于谷，今不食饮七日，是知水谷气尽即死也。

四十四难曰：七冲门何在？然：唇为飞门，齿为户门，会厌为吸门，胃为贲门，太仓下口为幽门，大肠小肠会为阑门，下极为魄门，故曰七冲门也。

丁曰：经言唇为飞门者，取动之义也。齿为户门者，为关键开合，五谷由此摧废出入也。会厌为吸门者，咽喉为水谷下时厌按呼吸也。胃为贲门者，胃言若虎贲之士，围达之象，故曰贲门也。况胃者，围也，主仓廪，故别名太仓。其下口者，即肠口是也。大肠小肠会为阑门，会者，合也，大肠小肠合会之处，分阑水谷精血，各有所归，故曰阑门也。下极为魄门，大肠者，肺之腑也，藏其魄，大肠下名肛门，又曰魄门也。

杨曰：人有七窍，是五脏之门户，皆出于面。今七冲门者，亦是脏腑之所出，而内外兼有证焉。飞门者，脾气之所出也。脾主于唇，为飞门也。飞者，动也。言唇受水谷，动转入于内也。齿为户门者，口齿，心气之所出也，在心为志，出口为言，故齿为心之门户，亦取摧伏五谷，传入于口也。会厌为吸门者，会厌为五脏音声之门户，故云会厌为吸门也。胃为贲门，贲者，膈也，胃气之所出也，胃出谷气，以传于肺，肺在膈上，故以胃为贲门也。太仓下口为幽门者，肾气之所出也，太仓者，胃也，胃之下口，在脐上三寸，既幽隐之处，故曰幽门。大肠小肠会为阑门，阑门者，遗失之义也，言大小二肠皆输泻于广肠，广肠既受传而出之，是遗失之意也，故曰阑门。下极为魄门，魄门者，下极肛门也。肺气上通喉咙，下通于肛门，是肺气之所出也，肺藏魄，故曰魄门焉。冲者，通也，出也，言脏腑之气通出之所也。

四十五难曰：经言八会者，何也?
然：腑会太仓。

丁曰： 腑会太仓者，胃也。其穴者，中脘是也。

虞曰： 太仓在心前鸠尾下四寸是也。足阳明胃脉、手太阳小肠脉、手少阳三焦脉、任脉之会。本名中脘，此云太仓也，即胃之募也。胃化气养六腑，故云会。

脏会季胁。

丁曰：脏会季胁，软筋之名。其端有穴直脐，章门穴，是脾之募，足厥阴少阳所会，故曰脏会季胁也。

虞曰：是章门穴，乃脾之募也。直脐季胁端，侧卧，屈上足，伸下足，齐臂取之，乃足厥阴少阳之会也。

筋会阳陵泉。

丁曰：阳陵泉，穴名也，在膝下一寸，外廉是也。

虞曰：阳陵泉穴，在膝下宛宛中，足少阳胆脉气所发也。

髓会绝骨。

丁曰：髓会绝骨，是骨名也，其穴在外踝上四寸，阳辅穴是也。

虞曰：绝骨，乃阳辅穴也，亦足少阳之脉气所出也。

血会膈俞。

丁曰：血会膈俞，穴名也。在第七椎下两旁，同身寸各一寸五分是也。

虞曰：膈俞二穴，在脊骨第七椎下，两旁各一寸五分，足太阳膀胱脉气所发也。

骨会大杼。脉会太渊。

丁曰：骨会大杼，穴名也。在项后第一椎两旁，相去同身寸一寸五分。脉会太渊穴，在右寸内鱼际下。

虞曰：大杼亦足太阳脉气所发，在脊第一椎两旁各一寸五分。太渊在手鱼际间，应手动脉，则手太阴之脉气所发也。

气会三焦，外一筋直两乳内也。热病在内者，取其会之气穴也。

丁曰：气会三焦，外一筋直两乳内者，膻中穴是也。此者是成会之穴所在也。

杨曰：人脏、腑、筋、骨、髓、血、脉、气，此八者，皆有会合之穴。若热病在于内，则于外取其所会之穴，以去其疾也。季胁，章门穴也。三焦，外一筋直两乳内者，膻中穴也。余皆可知也。

四十六难曰：老人卧而不寐，少壮寐而不寤者，何也？然：经言少壮者，血气盛，肌肉滑，气道通，荣卫之行，不失于常，故昼日精，夜不寤。老人血气衰，肌肉不滑，荣卫之道涩，故昼日不能精，夜不得寐也。故知老人不得寐也。

丁曰：天地交泰，日月晓昏，人之寤寐，皆相合也。少壮未损其荣卫，故寤寐与天地阴阳同度。是以昼日精强，夜得其寐也。老者损瘁，故昼日不能精强，荣卫滞涩，所以夜不得寐也，是以昼日不精而夜不得寐也。

杨曰：卫气者，昼日行于阳，阳者，身体也；夜行于阴，阴者，腹内也。人目开，卫气出则寤，入则寐。少壮者，卫气行不失于常，故昼得安静而夜得稳眠也。老者卫气出入不得应时，故昼不得安静，夜不得寐也。精者，静。静，安也。

四十七难曰：人面独能耐寒者，何也？然：人头者，诸阳之会也。诸阴脉皆至头颈、胸中而还。独诸阳脉皆上至头耳，故令面耐寒也。

丁曰：天地阴阳升降，各有始终，阳气始于立春，终于立冬。阴气始于立秋，终于立夏。其小满、芒种、夏至、小暑、大暑，此五节故以法象于头。故面独能耐寒。其小雪、大雪、冬至、小寒、大寒，此五节法象人之足，亦不耐其寒，此之谓也。

杨曰：按诸阴脉皆至颈、胸中而还，盖取诸阳尽会于头面，诸阴至头面者少，故以言之耳。经云：三百六十五脉，悉会于目。按《灵枢·邪气脏腑病形》篇云：十二经脉，三百六十五络，其血气皆上于面而走空窍。此所引有脱误。如此则阴阳之脉皆至于面，不独言阳脉自至于头面也。

虚实邪正第七凡五首

四十八难曰：人有三虚三实，何谓也？然：有脉之虚实，有病之虚实，有诊之虚实也。脉之虚实者，濡者为虚；紧牢者为实。

丁曰：脉缓软者濡，按之而有力者牢实也。

杨曰：按之如切绳之状，谓之紧也。

病之虚实者，出者为虚；入者为实。

丁曰：阴阳者，主其内外也。今阳不足，阴出乘之，在内俱阴，故知出者为虚也。阴不足，阳入乘之，在外俱阳，故知入者为实也。

杨曰：呼多吸少，吸多呼少。

言者为虚；不言者为实。

杨曰：肺主声，入心为言，故知言者为虚。肝主谋虑，故人心即不言。用为实邪，故知不言者为实也。

杨曰：脏气虚，精气脱，故多言语也。脏气实，邪气盛，故不欲言语也。

缓者为虚，急者为实。

丁曰：阳主躁，阴主静，阴即缓阳即急，故知缓者为虚，急者为实也。

杨曰：皮肉宽缓，皮肤满急也。

诊之虚实者，濡者为虚；

杨曰：皮肤濡缓也。

牢者为实。

杨曰：皮肉牢强也。

痒者为虚；

杨曰：身体虚痒也。

痛者为实。

杨曰：身形有痛处皆为实。

外痛内快，为外实内虚。

杨曰：轻手按之则痛，为外实，病浅故也。重手按之则快，为内虚，病深故也。

内痛外快，为内实外虚；

杨曰：重手按之则痛，为内实，病深故也。轻手按之则快，为外虚，病浅故也。凡人病，按之则痛者，皆为实。按之则快者，皆为虚也。

故曰虚实也。

杨曰：是三虚三实之证也。

丁曰：诊按之心腹、皮肤内外，其痛按之而止者虚，按之而其痛甚者实。内外同法也。

四十九难曰：有正经自病，有五邪所伤，何以别之？然：经言忧愁思虑则伤心。

丁曰：心主脉，忧愁思虑，即心脉不得宣行，故伤心也。

吕曰：心为神，五脏之君，聪明才智，皆由心出。忧劳之甚，则伤其心，心伤神弱也。

虞曰：任治于物，清等栖灵曰心。今忧愁思虑不息，故伤心也。

形寒饮冷则伤肺。

丁曰：肺主皮毛，恶其寒，所以形寒饮寒则令伤其肺也。

吕曰：肺主皮毛，形寒者，皮毛寒也，饮冷者，伤肺也。肺主受水浆，水浆不可冷饮，肺又恶寒，故曰伤也。

恚怒气逆，上而不下，则伤肝。

丁曰：肝主谋虑，胆主勇断，故怒极即伤其肝也。

吕曰：肝与胆为脏腑，其气勇，故主怒，怒则伤。

虞曰：《素问》云：怒则血菀积于上焦，名曰逆厥。又曰：怒甚呕血，气逆使然，故伤也。

饮食劳倦则伤脾。

丁曰：脾主味，饮食味美，而过食之无度；劳动其力，倦局其足，故伤脾也。

吕曰：饮食饱，胃气满，脾络恒急；或走马跳跃，或以房劳脉络裂，故伤脾也。

虞曰：脾为仓廪之官，五味出焉，谓纳其五味，化生五气，以养人身。今饮食劳倦而致自伤，是故圣人谨和五味，骨正筋柔，谨道如法，长有天命。安致自伤？养生之道，可不戒哉。

久坐湿地，强力入水，则伤肾。

丁曰：肾主腰。腰者，肾之腑，久坐则肾气不得宣行，故损也。肾穴在足心底，名曰涌泉。居处湿地，复入水，故有损也。强力者，务快其心，强合阴阳，故伤其肾也。

吕曰：久坐湿地，谓遭忧丧。强力者，谓举重引弩。入水者，谓复溺于水，或妇人经水未过，强合阴阳也。

虞曰：土主湿，自然之理也。今久坐湿地，则外湿内感于肾，合之风寒，发为瘅病。强力过用，必致自饮也。《经脉别论》曰：持重远行，必伤于肾。《生气通天论》曰：因而强力，肾气乃伤，高骨乃坏。《经脉别论》曰：度水跌仆，喘出于肾与胃也。

是正经之自病也。

丁曰：此五者，皆正经自病，非谓他邪也。

吕曰：此皆从其脏内自发病，不从外来也。

虞曰：吕氏言其脏内自发其病，不从外来；其义非也。只如形寒饮冷伤肺者，谓外寒感于皮毛，内合于肺，此从外来也。又饮冷入口，内伤于肺，亦从外来也。余悉如此，圣人大意，言正经虚则腠理开，腠理开则外感于内，故曰正经自病也。

何谓五邪，然：有中风，

丁曰：中者，伤也。言中风者，调肝应风，主色邪，散于五脏，为之五色也。

吕曰：肝主风也。

虞曰：东方生风，风生木，恶风。又巽木为风。

有伤暑，

丁曰：伤暑者，谓心应暑，主臭邪，放于五脏，为之五臭也。

吕曰：心主暑也。

虞曰：心火主暑，王于夏。暑，热也。《素问》曰：夏伤于暑，秋必痎疟。

有饮食劳倦，

丁曰：脾应湿，主味邪，散入五脏为五味。

吕曰：脾主劳倦也。

虞曰：正经自病，亦言饮食劳倦伤脾，今五邪亦言饮食劳倦，正经病谓正经虚，又伤饮食，五邪病，谓食饮伤于脾而致病也。

有伤寒，

丁曰：肺主燥，而其令清切恶寒，主其声邪，散入五脏，为之五声也。

吕曰：肺主寒也。

虞曰：谓寒感皮毛，故曰伤寒也。

有中湿。

丁曰：肾应寒，主水邪，散入五脏，为之五液也。

吕曰：肾主湿也。

虞曰：水流湿之义也。

此之谓五邪。

吕曰：比五病从外来也。

虞曰：比五行相胜也，作邪如下说也。

假令心病，何以知中风得之？然：其色当赤，何以言之，肝主色，

虞曰：巽为风，属木，故主中风。木之华萼，敷布五色，作五邪，乃如下说也。

自入为青。

虞曰：木经自病也。

入心为赤。

虞曰：肝邪入心，其色乃赤。

入脾为黄。

虞曰：肝邪入脾，其色黄也。

入肺为白。

虞曰：肝邪入肺，故其色白。

入肾为黑。

虞曰：肝邪在肾，其色黑。

肝为心邪，故知当赤色也。

吕曰：肝主中风，心主伤暑者，今心病中风，故知肝邪往伤心也。

其病身热，胁下满痛。

吕曰：身热者，心。满痛者，肝。二脏之病证也。

虞曰：心主伤暑，病则身热，肝布两胁，故胁满，肝之乘心也。

其脉浮大而弦。

吕曰：浮大者，心；弦者，肝。二脏脉见应也。

何以知伤暑得之？然：当恶臭。何以言之？心主臭。

虞曰：心，火也。火之化物，五臭出焉。

自入为焦臭。

虞曰：火性炎上，则生焦臭。此曰正经自病也。

入脾为香臭。

虞曰：火之化土，其臭乃香。

入肝为臊臭。

虞曰：火之化木，其臭乃臊。

入肾为腐臭。

虞曰：火之化水，其臭乃腐。

入肺为腥臭。

虞曰：火之化金，其臭乃腥。

故知心病伤暑得之也按：此也字，当在下句之末，别本并脱去。**当恶臭，其病身热而烦，心痛，其脉浮大而散。**

吕曰：心主暑，今伤暑，此正经自病，不中他邪。

何以知次食劳倦得之？然：当喜苦味也。虚为

不欲食，实为欲食。何以言之？脾主味。

虞曰：稼穑作甘。《礼》云：甘受和，故主味也。

入肝为酸。

虞曰：脾主味，为邪乘肝病者，乃喜酸味也。

入心为苦。

虞曰：脾主味，为邪干心病者，乃喜苦味也。

入肺为辛。

虞曰：脾主味，为邪干肺病者，乃喜辛味也。

入肾为咸。

虞曰：脾主味，为邪干肾病者，乃喜咸味也。

自入为甘。

虞曰：土为稼穑，本经自病，乃喜甘味也。

故知脾邪入心，为喜苦味也。

吕曰：心主伤热，脾主劳倦，今心病以饮食劳倦得之，故知脾邪入心也。

其病身热，而体重嗜卧，四肢不收。

吕曰：身热者，心也。体重者，脾也。此二脏病证也。

其脉浮大而缓。

吕曰：浮大者，心脉。缓者，脾脉也。

何以知伤寒得之？然：当谵言妄语。何以言之？肺主声。

虞曰：夫金击之有声，故五音出于肺也。

入肝为呼。

虞曰：木之畏金，故呼。启玄子云：呼亦当啸。

入心为言。

虞曰：此云言。《素问》云笑，谓金火相当，夫妇相见，故言笑。

入脾为歌。

虞曰：土母金子，母子相见，故有歌义。

入肾为呻。

虞曰：金母水子，子之见母，发娇呻声也。

自入为哭。

虞曰：肺主于秋。秋者，愁也。其音商，商，伤也。故自入为哭也。

故知肺邪入心，为谵言妄语也。

吕曰：心主暑，肺主寒，今心病以伤寒得之，故知肺邪入心以为病也。

其病身热，洒洒恶寒，甚则喘咳。

吕曰：身热者心，恶寒者肺，此二脏病证也。

其脉浮大而涩。

吕曰：浮大者，心脉。涩者，肺脉也。

何以知中湿得之？然：当喜汗出，不可止。何以言之？肾主湿。

丁曰：肾主水，水化五液也。

虞曰：肾主水，水流湿，故五湿皆出于肾。

入肝为泣，

虞曰：悲哀动中则伤魂，魂伤则感而泪下，谓肺主悲，悲则金有余，木乃畏之，水者木之母，母忧子，故肝为泣也。

入心为汗，

虞曰：水火交泰，蒸之为汗。

入脾为涎，

虞曰：土夫水妻，妻从夫则生涎也。

入肺为涕，

虞曰：北方生寒，寒生肾。今寒感皮毛，内合于肺，肺寒则涕，是知入肺为涕。

自入为唾。

虞曰：肾之脉上络于舌，故生唾也，离中六二爻是也。此则正经自病。

故知肾邪入心，为汗出不可止也。

吕曰：心主暑，肾主湿。今心病以伤湿得之，故知肾邪入心也。

其病身热，而小腹痛，足胫寒而逆。

吕曰：身热者心，小腹痛者肾，肾邪干心，此二脏病证也。

其脉沉濡而大。

吕曰：大者，心脉。沉濡者，肾脉也。

此五邪之法也。

**五十难曰：病有虚邪，有实邪，有贼邪，有微邪，有正邪，何以别之？
然：从后来者为虚邪。**

丁曰：假令心病得肝脉来乘，是为虚邪。肝是母，心是子，子能令母虚，故云从后来者为虚邪。

吕曰：心王之时，脉当洪大而长，反得弦小而
急，是肝王毕，木传于心，夺心之王，是肝往乘心，
故言从后来也。肝为心之母，母之乘子，是为虚
邪也。

从前来者为实邪。

丁曰：脾脉来乘，是为实邪。心是母，脾是子，
而母能令子实，故云从前来者为实邪也。

吕曰：谓心王得脾脉，心王毕，当传脾，今心
王未毕，是脾来逆夺其王，故言从前来也。脾者心
之子，子之乘母，是为实邪。

从所不胜来者为贼邪。

丁曰：火所不胜于水，心病，肾脉来乘，故为
贼邪。

吕曰：心王得肾脉，水胜火，故是为贼邪也。

从所胜来者为微邪。

丁曰：火所胜于金，心病，肺脉来乘，故云
微邪。

吕曰：心王反得肺脉，火胜金，故为微邪也。

自病者为正邪。

丁曰：无他邪相乘，则为正邪。

吕曰：心王之时，脉实强太过，反得虚微，为正邪也。

何以言之？假令心病，中风得之为虚邪，伤暑得之为正邪。

吕曰：**心主暑，今心自病伤暑，故为正邪也。**

饮食劳倦得之为实邪。

吕曰：从前来者，脾乘心也。脾主劳倦，故为实邪。

伤寒得之为微邪。

吕曰：从所胜来者，肺乘心也。肺主寒，又畏心，故为微邪。

中湿得之为贼邪。

吕曰：不胜来者，肾乘心也。肾主湿，水克火，故为贼邪也。

丁曰：夫在天之寒，在地为水，在人为肾，肾主水与寒。在天之风，在地为木，在人为肝，肝主风。在天之暗暑，在地为火，在人为心，心主暑。在天之燥，在地为金，在人为肺，肺主燥。在天之湿，在地为土，在人为脾，脾主湿，此是天地人三才相通也。今经以寒合肺，以湿合肾，以饮食劳倦合脾，此三者，义理稍差，未详其旨。

五十一难曰： 病有欲得温者，有欲得寒者，有欲得见人者，有不欲得见人者，而各不同，病在何脏腑也？然：病欲得寒而欲见人者，病在腑也；病欲得温而不欲得见人者，病在脏也。何以言之？腑者，阳也。阳病欲得寒，又欲见人，脏者，阴也。阴病欲得温，又欲闭户独处，恶闻人声。故以别知脏腑之病也。

丁曰：手三阴三阳应天，主暄暑燥，病即欲得寒也。然阳者，明也，是以欲得见人。阳为腑，故言病在腑也。足三阴三阳应地，主风寒湿，故病即欲得温。阴主脏，故不欲见人也。诸浮躁者，病在手。诸静不躁者，病在足。

五十二难曰：腑脏发病，根本等不？然：不等也。其不等奈何？然：脏病者，止而不移其病，不离其处。

丁曰：脏病为阴，阴主静，故止而不移。

吕曰：脏者，阴，法于地。故不移动也。

腑病者，仿佛贲向，上下行流，居处无常。

丁曰：腑病为阳，主动，故上下行流，居处无常。

吕曰：腑，阳也。阳者法天，天有回旋不休，故病流转，居无常处也。

故以此知脏腑根本不同也。

脏腑传病第八凡二首

五十三难曰：经言七传者死，间脏者生，何谓也？然：七传者，传其所胜也。间脏者，传其子也。何以言之？假令心病传肺，肺传肝，肝传脾，脾传肾，肾传心，

一脏不再伤，故言七传者死也。间脏者，传其所生也。

丁曰：经云前七传者死，后言间脏者生。其言七传者，是五脏为阴，传其所胜。间脏者，是六腑为阳，故传其所生。亦五脏六腑并应五行，传其所生者生，传其所胜者死。其言传肺，肺死而不传，故一脏不再伤也。

吕曰："七"当为"次"字之误也。此下有间字，即知上当为次。又，有五脏，心独再伤，为有六传耳。此盖次传其所胜脏，故其病死也。

虞曰：七传者死，七字，明也。吕氏以七为次，深为误矣。又，声音不相近也。今明之以示后学。谓五行相生而数之，数终于五，又却再数至二成七，向上之五，来传于七，七之被克，故云死也。今举一例以发明之：假令相生之数，数木、火、土、金、水、木、火，第五水字，隔第六木字，来克第七火字，火被水克，故曰七传。下文云间脏者，是第五水字，下传与第六木字，见相生，故曰间脏者生也。

吕氏言次者，次正成间脏也。

假令心病传脾，脾传肺，肺传肾，肾传肝，肝
传心，是母子相传，竟而复始，如环之无端，故言
生也。

丁曰：其言心传脾，脾得生气，再传于肺，是
母子相传，故言生也。

吕曰：间脏者，间其所胜脏而相传也。心胜肺，
脾间之；肝胜脾，心间之；脾胜肾，肺间之；肺胜
肝，肾间之；肾胜心，肝间之。此谓传其所生也。

五十四难曰：脏病难治，腑病易
治，何谓也？然：脏病所以难治者，传
其所胜也。腑病易治者，传其子也。与
七传间脏同法也。

丁曰：脏者，阴也。病难治者，谓言传其胜也。
胜者，谓肝胜脾，脾胜肾，肾胜心，心胜肺，肺胜
肝，故难治也。腑者，阳也。言阳病传其子者，即
是木病传火，火病传土，土病传金，金病传水，水
木递相生，即腑病易治也。是故与七传间脏法同也。

杨曰：与前章略同也。

脏腑积聚第九 凡二首

五十五难曰：病有积，有聚，何以别之？然：积者，阴气也。聚者，阳气也。故阴沉而伏，阳浮而动，气之所积，名曰积，气之所聚，名曰聚。故积者，五脏所生，聚者，六腑所成也。积者，阴气也。其始发有常处，其痛不离其部，上下有所终始，左右有所穷处。聚者，阳气也。其始发无根本，上下无所留止，其痛无常处，谓之聚，故以是别知积聚也。

丁曰：积者，阴气所积，是五脏传其所胜，当王时不受邪，故留结为积，所以止而不移也。聚者，六腑之为病，阳也。所传其子，以回转不定。又，阳主动，故无常处。

吕曰：诸阴证病常在一处牢强，有头足，止不移者，脏气所作，死不治。故言脏病难治，所以证病上下左右无常处者，此所谓阳证，虽困可治，本不死也，故当经岁月，故经言腑病易治。

五十六难曰： 五脏之积，各有名乎？以何月何日得之？然：肝之积名曰肥气，在左胁下，如覆杯，有头足，久不愈，令人发咳逆，痎疟，连岁不已，以季夏戊己日得之。何以言之？肺病传于肝，肝当传脾，脾季夏适王，王者不受邪，肝复欲还肺，肺不肯受，故留结为积，故知肥气以季夏戊己日得之。

杨曰： 积，蓄也。言血脉不行，积蓄成病也。凡积者，五脏所生也。荣气常行，不失节度，谓之平人，平人者，不病也。一脏受病，则荣气壅塞，故病焉。然五脏受病者，则传其所胜，所胜适王，则不肯受传，既不肯受，则反传所胜，所胜复不为纳，于是则留结成积，渐以长大，病因成矣。肥气者，肥盛也，言肥气聚于左胁之下，如覆杯突出，如肉肥盛之状也。小儿多有此病，按前章有积有聚，此章惟出五积之名状，不言诸聚，聚者，六腑之病，亦相传行，还如五脏，以胜相加，故不重言，从省约也。

心之积名曰伏梁，起脐上，大如臂，上至心下，久不愈，令人病烦心，以秋庚辛日得之。何以言之？肾病传心，心当传肺，肺以秋适王，王者不受邪，心复欲还肾，肾不肯受，故留结为积，故知伏梁以秋庚辛日得之。

杨曰：伏梁者，言积自脐上至心下，其大如臂，状似屋舍栋梁也。

脾之积名曰痞气，在胃脘，覆大如盘，久不愈，令人四肢不收，发黄疸，饮食不为肌肤，以冬壬癸日得之。何以言之？肝病传脾，脾当传肾，肾以冬适王，王者不受邪，脾复欲还肝，肝不肯受，故留结为积，故知痞气以冬壬癸日得之。

杨曰：痞，否也，言痞结成积也。脾气虚，则胃中热而引食焉。脾病不能通气行津液，故虽食多而羸瘦也。

肺之积名曰息贲，在右胁下，覆大如杯，久不已，令人洒淅寒热，喘咳，发肺痈，以春甲乙日得之。何以言之？心病传肺，肺当传肝，肝以春适王，三者不受邪，肺复欲还心，心不肯受，故留结为积，故知息贲以春甲乙日得之。

杨曰：息，长也。贲，膈也。言肺在膈上，其气不行，所长而逼于膈，故曰息贲，一曰：贲，聚也，言其所长而聚蓄。肺为上盖，脏中阳也。阳气盛，故令人发肺壅也。

肾之积名曰贲豚，发于少腹，上至心下，若豚状，或上或下无时，久不已，令人喘逆，骨痿，少气，以夏丙丁日得之。何以言之？脾病传肾，肾当传心，心以夏适王，王者不受邪，肾复欲还脾，脾不肯受，故留结为积，故知贲豚以夏丙丁日得之。此是五积之要法也。

丁曰：人之五脏本和，谓恣欲五情，所以有增损，故蕴积生其病也。故有积有聚，积病为阴，聚病为阳，王时即安，失时即病也。旧经文注皆明矣。

杨曰：此病状似豚而上冲心。又有奔豚之气，非此积病也，名同而疾异焉。

五泄伤寒第十 凡四首

五十七难曰：泄凡有几？皆有名不？然：泄凡有五，其名不同。有胃泄，有脾泄，有大肠泄，有小肠泄，有大瘕泄，名曰后重。胃泄者，饮食不化，色黄。

杨曰：泄，利也。胃属土，故其利色黄，而饮食不化焉。化，变也，消也，言所食之物，皆完出不消变也。

虞曰：此乃风入于肠，上重于胃，故使食不消化。《风论》曰：久风入中，则为肠风飧泄。飧泄，为食不消化也。

脾泄者，腹胀满，泄注，食即呕，吐逆。

杨曰：注者，无节度也，言利下犹如注水，不可禁止焉。脾病不能化谷，故食即吐逆。

虞曰：中央生湿，湿生土，土生脾，脾恶湿，湿气之胜，故腹胀而泄注。土性主信，又主味，今土病于味，无信，故食则吐逆。《阴阳应象大论》

曰：湿胜则濡泻。谓湿气内攻脾胃，则水谷不分，故泄注。

大肠泄者，食已窘迫，大便色白，肠鸣切痛。

杨曰：窘迫，急也。食讫即欲利，迫急不可止也。白者，从肺色焉。肠鸣切痛者，冷也。切者，言痛如刀切。其肠之状也。

虞曰：大肠气虚，所以食毕而急思厕，虚则邪传于内，真邪相击，故切痛也。

小肠泄者，溲而便脓血，少腹痛。

杨曰：小肠属心，心主血脉，故便脓血；小肠处在少腹，故小腹痛也。

大瘕泄者，里急后重，数至圊而不能便，茎中痛，此五泄之法也。

杨曰：瘕，结也。少腹有结而又下利者是也。一名利。后重，言大便处疼重也。数欲利，至所即不利。又，痛引阴茎中，此是肾泄也。按诸方家，利有二十余种，而此惟见五种者，盖举其宗维耳。

虞曰：肾开窍于二阴，气虚故数思圊，后重而不能便，茎中痛，肾气不足，伤于冲脉，故里急也。

《灵枢》病总曰：凡五泄者，春伤于风，寒邪留连，乃为洞泄。按：此文见《素问·生气通天论篇》，无"凡五泄者"句，《灵枢》无病总篇，惟《论疾诊尺篇》云：春伤于风，夏生飧泄肠澼。亦与此文小异，然则今之《灵枢》，非虞氏所见之旧矣。此之谓也。

丁曰：里急者，肠中痛；后重者，腰以下沉重也。余皆旧经有注。

五十八难曰：伤寒有几？其脉有变不？然：伤寒有五，有中风，有伤寒，有湿温，有热病，有温病，其所苦各不同。中风之脉，阳浮而滑，阴濡而弱。

丁曰：肌肉之上，阳脉所行，轻手按之，状若太过，谓之滑。肌肉之下，阴脉所行，重手按之不足，谓之弱。此者是按之不足，举之有余，故知中风也。

杨曰：自霜降至春分，伤于风冷即病者，谓之伤寒。其冬时受得寒气，至春又中春风而病者，谓之温病。其至夏发者，多热病。病而多汗者，谓之湿温。其伤于八节之虚邪者，谓之中风。据此经言，温病则是疫疠之病，非为春病也。疫疠者，谓一年之中，或一州一县，若大若小俱病者是也。按之乃觉往来如有，举之如无者，谓之弱也。关以前浮滑，尺中濡弱者也。

湿温之脉，阳濡而弱，阴小而急。

丁曰：阳濡而弱者，肌肉之上，阳脉所行，濡弱者，是湿气所胜火也。肌肉之下，阴脉所行，小急者，是土湿之不胜木，故见小急。所以言阳濡而弱，阴小而急也。

杨曰：小，细也。急，疾也。

虞曰：湿温之病，谓病人头多汗出。何以言之？寸口谓阳脉见濡弱，此水之乘火也。本经曰：肾主液，入心戎汗，此之谓也。

伤寒之脉，阴阳俱盛而紧涩。

丁曰：阴阳俱盛者，极也。谓寸尺脉俱盛极而紧涩。此者中雾露之寒也。水得风寒而凝结，故知肾得寒而有此脉见也。

虞曰：如切绳状曰紧，如刀剖竹曰涩。

热病之脉，阴阳俱浮，浮之而滑，沉之散涩。

丁曰：阴阳俱浮者，谓尺寸俱浮也，浮之而滑者，轻手按之而滑，是热伤心脉也。沉之而散涩者，沉手按之而散涩，是津液虚少也。

杨曰：轻手按者名浮，重手按者名沉也。

温病之脉，行在诸经，不知何经之动也，各随其经所在而取之。

丁曰：肺者，金，主气，散行诸经。不知何经虚而传受此邪，故随其所在取其病邪也。

杨曰：兼鬼疠之气，散行诸经，故不可预知。临病人而诊之，知其何经之动，即为治也。

伤寒有汗出而愈，下之而死者，有汗出而死，下之而愈者，何也？然：阳虚阴盛，汗出而愈，下之即死；阳盛阴虚，汗出而死，下之而愈。

丁曰：其阴阳盛虚者，谓非言脉之浮沉也，谓寒暑病异，燥湿不同。人之五脏六腑，有十二经，皆受于病。其手太阳、少阴属火，主暄；手阳明、太阴属金，主燥；手少阳、厥阴属相火，主暑；此是燥、暑、暄六经，以通天气，病即不体重恶风而有躁。《素问》曰：诸浮躁者，病在手是也。若以承气下之即愈，服桂枝取汗，汗出即死。其足太阳、少阴属水，主寒；足阳明、太阴属土，主湿；足厥阴、少阳属木，主风。此是风、寒、湿六经，以通地气，病即体重恶寒。故《素问》曰：诸浮不躁者，病在足是也。若以桂枝取汗，汗出即愈，服承气下之即死，此是五脏六腑配合阴阳大法也。所以经云：阳虚阴盛，汗出而愈，下之而死；其阳盛阴虚，汗出而死，下之而愈。此义非反颠倒也。

杨曰：此说反倒，于义不通，不可依用也。若反此行之，乃为顺尔。

虞曰：诸经义皆不错，此经例义，必应传写误也。凡伤寒之病，脉浮大而数，可汗之则愈，病在表也；脉沉细而数，可下之则愈，病在里也。推此行之，万无一失。

寒热之病，候之如何也？然：皮寒热者，皮不可近席，毛发焦，鼻槁，不得汗。

丁曰：肺候身之皮毛，大肠为表里。脏病即寒，腑病即热，故言皮寒热也。皮不可近席者，谓手三阴三阳法天，天动，故病即不欲卧近席也。毛发焦，鼻槁，不得汗者，谓下有心火，燥热之为病，不得汗之，汗之即死，下之即愈，谓肺主燥故也。

肌寒热者，皮肤痛，唇舌槁，无汗。

丁曰：脾候身之肌肉，胃为表里，脏病即体寒，腑病即体热，故言肌寒热也。皮肤痛，唇舌槁，脾者应土，土主湿，故皮肤津液出，体重，其津液外泄，即唇舌槁，病名湿燥，无以汗之，汗之即肠胃泻不通，下之即泄注，此者是湿气之为病，当温中调气也。

骨寒热者，病无所安，汗注不休，齿本槁痛。

丁曰：肾主骨，与膀胱为表里，病在阳，即身热，体重，恶寒；在阴即寒，病无所安。肾主水，汗注不休，齿本槁痛，汗即愈，下即死。阴盛阳虚，故死。

杨曰：五脏六腑，皆有寒热，此经惟出三状，余皆阙也。

五十九难曰：狂癫之病，何以别之？然：狂之始发，少卧而不饥，自高贤也，自辨智也，自贵倨也，妄笑，好歌乐，妄行不休是也。

丁曰：狂病者，病在手三阳，而反汗，故阳盛即发狂也。病在足三阴，而反下，故阴盛即发癫也。

杨曰：狂病之候，观其人初发之时，不欲眠卧，又不肯饮食，自言贤智尊贵，歌笑行走不休，皆阳气盛所为 故经言重阳者狂，此之谓也。今人以为癫疾，谬矣。

癫疾始发，意不乐，直视僵仆，其脉三部阴阳俱盛是也。

丁曰：经言重阳者狂，重阴者癫。今三部阴阳俱盛者，寸为阳，尺为阴，寸尺俱盛极而沉也。

杨曰：癫，颠也。发则僵仆焉，故有颠蹶之言也。阴气太盛，故不得行立而侧仆也。今人以为痫病，误矣

六十难曰：头心之病，有厥痛，有真痛，何谓也？然：手三阳之脉，受风寒，伏留而不去者，则名厥头痛；入连

在脑者，名真头痛。

丁曰：手三阳者，阳中之阳。今受风寒，伏留不去，即是三阳逆于上，故名曰厥头痛；入连在脑者，名曰真头痛。脑者，髓海，风寒入即死矣。

杨曰：去者，行也。厥者，逆也。言手三阳之脉，伏留而不行，则壅逆而冲于头，故名厥头痛也。足三阳留壅，亦作头痛。今经不言之，从省文故也。

虞曰：风冷之气，入于三阳之经，故头厥痛也，其痛立已。真头痛者，谓风冷之气，入于泥丸宫，则为髓海，邪入则曰真头痛也。头脑中痛甚，而手足冷至肘膝者，名真头痛。其寒气入深故也。风寒之气，循风腑入于脑，故云入连脑也。

其五脏气相干，名厥心痛。

杨曰：诸经络皆属于心。若一经有病，其脉逆行，逆则乘心，乘心则心痛，故曰厥心痛，是五脏气冲逆致痛，非心家自痛也。

其痛甚，但在心，手足青者，即名真心痛。其真心痛者，旦发夕死，夕发旦死。

丁曰：真心不病，外经受五邪相干，名曰厥心痛。其痛甚则手足青而冷，神门穴绝者死，病名真心痛也。

杨曰：心者，五脏六腑之主，法不受病，病即神去气竭，故手足为之青冷也。心痛，手足冷者，为真心痛；手足温者，为厥心痛也。头痛亦然。从今日平旦至明日平旦为一日，今云旦发夕死，夕发旦死，是正得半日而死也。

神圣工巧第十一 凡一首

六十一难曰：经言望而知之谓之神，闻而知之谓之圣，问而知之谓之工，切脉而知之谓之巧。何谓也？然：望而知之者，望见其五色，以知其病。

杨曰 望色者，假令肝部见青色者，肝自病；见赤色者，心乘肝，肝亦病。故见五色，知五病也。

闻而知之者，闻其五音，以别其病。

杨曰 五音者，谓宫、商、角、徵、羽也，以配五脏。假令病人好哭者，肺病也；好歌者，脾病也。故云闻其音，知其病也。

问而知之者，问其所欲五味，以知其病所起所在也。

杨曰：问病人云好辛味者，则知肺病也。好食冷者，则知内热。故云知所起所在。

切脉而知之者，诊其寸口，视其虚实，以知其病，病在何脏腑也。

丁曰：视当作持字，为以手循持其寸口也。

杨曰：切，按也。谓按寸口之脉，若弦多者，肝病也；洪多者，心病也。浮数则病在腑，沉细则病在脏，故云在何脏腑也。

经言以外知之曰圣，以内知之曰神，此之谓也。

丁曰：夫脉合五色，色合五味，味合五音，故有此望闻问切之法。经内前篇具说，习之者能知此，乃是神圣工巧之良医也。

杨曰：视色、听声、切脉，皆在外而知内之病也。

脏腑井俞第十二凡七首

六十二难曰：脏井荥有五，腑独有六者，何谓也？然：腑者，阳也。三焦行于诸阳，故置一俞名曰原。腑有六者，亦与三焦共一气也。

丁曰：三焦者，臣使之官，位应相火，宣行君火命令，使行于诸阳经中。故置一俞名曰原，所以腑有六，亦是三焦之一气，故三焦共一气也。

杨曰：五脏之脉皆以所出为井，所流为荥，所注为俞，所行为经，所入为合，是谓五俞，以应金木水火土也。六腑亦并以所出为井，所流为荥，所注为俞，所过为原，所行为经，所入为合，其俞亦应五行。唯原独不应五行，原者，元也。元气者，三焦之气也，其气尊大，故不应五行。所以六腑有六俞，亦以应六合于乾道也。然五脏亦有原，则以第三穴为原，所以不别立穴者，五脏法地，地卑，故三焦之气经过而已，所以无别穴。六腑既是阳，三焦亦是阳，故云共一气也。

虞曰： 天以六气司下，地以五行奉上。六气者，风、寒、暑、燥、湿、火也。五行者，金、木、水、火、土也。十一之气相因而成，人应之，乃六腑法六气，五脏法五行。亦十一之气相因而成也。天得六，谓天属阳，以阴数配之；地得五，谓地属阴，以阳数配之，而成阴阳也。人腑脏亦然。六腑配六气者，谓胆木配风，膀胱水配寒，小肠火配暑，大肠金配燥，胃土配湿，三焦少阳配火，三焦为原气，在六腑阳脉中，自立一为原也。五脏配五行者，肝木，心火，脾土，肺金，肾水，五脏法阴，无原一穴者，谓五行阴脉穴中，原气暗主之，故原俞同一穴也。故曰：三焦共一气。其理明矣。详此经义前后问答，文理有阙。

六十三难曰：《十变》言五脏六腑荥合皆以井为始者，何也？然：井者，东方春也。

虞曰： 经言井者，东方春也。春者，施化育无求其报。春者，仁也。在五常，仁乃法水，水之有仁者，井水也。井水济人亦无求报，故经云：井者，东方春也。易曰：井养而不穷，可象春仁也。

万物之始生，

虞曰：万物始生，由春气之化育也。诸蚑行喘息，蛸飞蠕动，当生之物，莫不以春而生。

虞曰：艹有仁焉。故圣人涉春育物以象于井也。夫葭灰方飞，蛰虫始振，所以蚑虫行，喘虫息，蛸虫飞，蠕虫动，皆因春气而生故也。蛸乃井中虫。

故岁数始于春，

虞曰：春，木也。下文甲亦木，井有仁，仁亦木也。今以井为始者，谓仁道至大，在岁春为首，在日甲为首。在经脉，井为首故也。

日数始于甲，故以井为始也。

杨曰：凡脏腑皆以井为始，井者，谓谷井尔，非谓掘作之井。山谷之中，泉水初出之处，名之曰井。井者，主出之义也。泉水既生，留停于近，荥迂未成大流，故名之曰荥。荥者，小水之状也。留停既深，便有注射输文之处，故名之曰俞。俞者，委积逐流行经，历而成渠径。经者，径也，亦经营之义也。经行既达，合会于海，故名之曰合。合者，会也，此是水行流转之义，人之经脉亦法于此，故取名焉。所以井为始春者，以其所生之义也。岁数始于春者，正月为岁首故也。日数始于甲者，谓东方甲乙也。正月与甲乙，皆属于春也。

丁曰：十二经气穴三百六十五穴，皆以井为始，各有其终矣。

王翰林集注黄帝八十一难经卷之四

卷之五

六十四难曰:《十变》又言阴井木,阳井金,阴荥火,阳荥水;阴俞土,阳俞木;阴经金,阳经火;阴合水,阳合土,阴阳皆不同,其意何也?然:是刚柔之事也。阴井乙木,阳井庚金。阳井庚,庚者,乙之刚也。阴井乙,乙者,庚之柔也。乙为木,故言阴井木也。庚为金,故言阳井金也。余皆仿此。

丁曰:经言刚柔者,谓阴井木,阳井金,庚金为刚,乙木为柔;阴荥火,阳荥水,壬水为刚,丁火为柔;阴俞土,阳俞木,甲木为刚,己土为柔;阴经金,阳经火,丙火为刚,辛金为柔;阴合水,阳合土,戊土为刚,癸水为柔。

杨曰:五脏皆为阴,阴井为木,荥为火,俞为土,经为金,合为水。六腑为阳,阳井为金,荥为水,俞为木,经为火,合为土。以阴井木配阳井金,是阴阳夫妇之义。故云乙为庚之柔,庚为乙之刚。

余并如此也。

虞曰：所克者为妻，谓孤阳不生，孤阴不长。故井荥亦名夫妇，刚柔相因而成也。

六十五难曰：经言所出为井，所入为合，其法奈何？

杨曰：奈何，犹如何也。

然：所出为井。井者，东方春也，万物之始生，故言所出为井也。所入为合，合者，北方冬也，阳气入脏，故言所入为合也。

丁曰：人之阳气，随四时而出入。故春气在井，夏在荥，秋在经，冬在合，其所取气穴，皆随四时而刺之也。

杨曰：春夏主生养，故阳气在外。秋冬主收藏，故阳气在内。人亦法之。

六十六难曰：经言肺之原出于太渊。

丁曰：在右手掌后鱼际下，是脉之大会。故云肺之原出于太渊。

杨曰：穴在掌后是也。

虞曰：《针经》言，五脏有俞无原。原与俞共一穴所出。《难经》又言，五脏有原所出，乃亦《针经》中俞穴也，两义皆通也。

心之原出于大陵。

丁曰：在掌后两筋间陷中。此是心包络之原也。

虞曰：在掌后两骨间。

肝之原出于太冲。

虞曰：在足大指本节后二寸是。又曰：足大指本节后二寸或一寸半是也。

脾之原出于太白。

丁曰：在足内侧核骨下。

肾之原出于太溪。

丁曰：在足内踝后跟骨间是也。

少阴之原出于兑骨。

丁曰：神门穴是也。此是真心之脉也。

杨曰：此皆五脏俞也，所以五脏皆以俞为原。少阴，真心脉也。亦有原在掌后兑骨端陷者中，一

名神门，一名中都。前云心之原出于大陵者，是心
包络脉也。凡云心病者，皆在心包络脉矣。真心不
病，故无俞。今有原者，外经之病，不治内脏也。

胆之原出于丘墟。

丁曰：在足外踝下微前是也。

杨曰：足内踝后微前也。

胃之原出于冲阳。

丁曰：在足跗上五寸骨间动脉是也。

三焦之原出于阳池。

丁曰：在手小指次指本节后陷中是也。

杨曰：手表腕上也。

膀胱之原出于京骨。

丁、杨曰：在足外侧大骨下赤白肉际。

大肠之原出于合谷。

丁曰：在大指次指间虎口内。

杨曰：手大指歧骨间。

小肠之原出于腕骨。

丁曰：在小指腕骨内。

杨曰：在手腕陷中，指腕者，误也。

虞曰：以上十二经，皆配之五行。其五行行胜之年，于王前先泻其原；不足之年，先补其原，即此原也。

十二经皆以俞为原者，何也？然：五脏俞者，三焦之所行，气之所留止也。三焦所行之俞为原者，何也？然脐下肾间动气者，人之生命也，十二经之根本也，故名曰原。三焦者，原气之别使也，主通行三气，经历于五脏六腑。原者，三焦之尊号也。故所止辄为原，五脏六腑之有病者，取其原也。

杨曰：脐下肾间动气者，丹田也。丹田者，人之根本也，精神之所藏，五气之根元，太子之腑也。男子以藏精，女子主月水，以生养子息，合和阴阳之门户也。在脐下三寸，方圆四寸，附着脊脉两肾之根。其中央黄，左青，右白，上赤，下黑。三寸法三才，四寸法四时，五色法五行。两肾之间名曰大海，一名溺水。中有神龟，呼吸元气，流行则为风雨，通气四肢，无所不至也。肾者，分为日月之精，虚无之气，人之根本也。脐者，人之命也。分为一名太□极，一名太涸，一名昆仑，一名持枢，一名五城。五城有真人，即五帝也。五城之外有八使者，即八卦神也。八使者，并太一为九卿。八卦之外，有十二楼，楼有十二子也，并三焦神为二十七大夫。又并四肢神为八十一元士。脐中央名太一君之侯王，王天大将军，特进侯，主人身中万二千神也。郊在头上脑户中，庙在项后顶上，社在脾左端，稷在大肠穷，风伯在八门，八门在脐旁，雨师在小肠穷，四渎云气在昆仑，弱水在胞中。所以备言此者，欲明肾为人生之本焉。故知丹田者，性命之本也。道士思神，比丘坐禅，皆行心气于脐下者，良为此也。故云：原者，三焦之尊号也。三焦合气于肾故也。

虞曰：在天则三元五运相因而成，在人则三焦五脏相因而成也。《素问》曰：其气三，其生五，此之谓也。启玄子曰：人之所存，秉五行之运用，征其本始，从三气以生成，此则天地之原气也。故五脏六腑有病皆取其原也。

丁曰：三焦者，是十二经根本，是生气之原也。为臣使之官，宣行荣卫，所以在阳经辄有其原也。

井荥俞经合图此图明其经络始终五脏六腑之原。

手厥阴心包络之经，起于中冲穴，在手中指之端，去爪甲角如韭叶是也。终于天池穴，在腋下乳后一寸，着胁肋间是也。

曲泽穴所入为合水

间使穴所行为经金

大陵穴所注为俞土心包络原

劳宫穴所流为荥火

中冲穴出为井木

手太阴肺之经，起于少商穴，在手大指内侧，去爪甲角如韭叶是也。终于中府穴，在云门下一寸，乳上三肋间是也。

尺泽穴所入为合水

太渊穴所注为俞土肺之原

鱼际穴所流为荥火

经渠穴所行为经金

少商穴所出为井木

　　手阳明大肠之经，起于商阳穴，在手大指次指之侧，去爪甲角如韭叶是也。终于迎香穴，在鼻孔旁禾髎上是也。

曲池穴所入为合土

阳溪穴所行为经火

合谷穴所过为原

三间穴所注为俞木

二间穴所流为荥水

商阳穴所出为井金

手太阳小肠之经，起于少泽穴，在手小指之端，去爪甲下一分是也。终于听宫穴，在耳内珠子上是也。

少海穴所入为合土

阳谷穴所行为经火

腕骨穴所过为原

后溪穴所注为俞木

前谷穴所流为荥水

少泽穴所出为井金

手少阳三焦之经，起于关冲穴，在手小指次指之侧，去爪甲角如韭叶是也。终于耳门穴，在耳前起肉缺者是也。

天井穴所入为合土

支沟穴所行为经火

阳池穴所过为原

中渚穴所注为俞木

关冲穴所出为井金

液门穴所流为荥水

手少阴真心之经，起于少冲穴，在手小指内侧，去爪甲角如韭叶是也。终于极泉穴，在腋下筋间动脉是也。

少海穴所入为合水

灵道窦所行为经金

神门穴所注为俞土心之原

少冲穴所出为井木

少府穴所流为荥火

《灵枢》经曰：少阴独无俞者，不病乎？言外经病而脏不病也，是治外不治内也。故少阴真心应君火之位，故不治内而治外也。

足厥阴肝之经，起于大敦穴，在足大指之端，去爪甲角如韭叶是也。终于期门穴，在不容旁一寸五分二肋端是也。

曲泉穴所入为合水

中封穴所行为经金

太冲穴所注为俞土

行间穴所流为荥火

大敦穴所出为井木

足阳明胃之经，起于厉兑穴，在足大指次指之端，去爪甲角如韭叶是也。终于头维穴，在面五行额角发际本神旁一寸五分是也。

三里穴所入为合土

解溪穴所行为经火

冲阳穴所过为原

陷谷穴所注为俞木

内庭穴所流为荥水

厉兑穴所出为井金

足太阳膀胱之经，起于睛明穴，在目内眦泪孔边是也。终于至阴穴，在足小指外侧去爪甲角如韭叶是也。

委中穴所入为合土

昆仑穴所行为经火

京骨穴所过为原

束骨穴所注为俞木

通骨穴所流为荥水

至阴穴所出为井金

足少阴肾之经，起于涌泉穴，在足心陷中，屈足卷指宛宛中是也。终于俞府穴，在璇玑旁二寸巨骨下是也。

阴谷穴所入为合水

复溜穴所行为经金

然谷穴所流为荥火

太溪穴所注为俞土

勇泉穴所出为井水

　　足少阳胆之经，起于窍阴穴，在足小指次指之端，去爪甲角如韭叶是也。终于瞳子髎穴，在目外眦五分是也。

阳陵泉穴所入为合土

阳辅穴所行为经火

丘墟穴所过为原

临泣穴所注为俞木

侠溪穴所流为荥水

窍阴穴所出为井金

足太阴脾之经，起于隐白穴，在足大指内侧之间，去爪甲角如韭叶是也。终于大包穴，在渊腋下三寸九肋间是也。

阴陵泉穴所入为合水

商丘穴所行为经金

太白穴所注为俞土脾之原

大都穴所流为荥火

隐白穴所出为井木

六十七难曰：五脏募皆在阴而俞在阳者，何谓也？然：阴病行阳，阳病行阴，故令募在阴，俞在阳。

丁曰：人背为阳，腹为阴，是言五脏俞皆有阳者，背俞也。故肺俞二穴，在第三椎下，两旁相去同身寸之一寸五分是也。心俞二穴，在第五椎下，两旁相去同身寸之一寸五分是也。肝俞二穴，在第九椎下，两旁相去同身寸之一寸五分是也。脾俞二穴，在第十一椎下，两旁相去同身寸之一寸五分是也。肾俞二穴，在第十四椎下，两旁相去同身寸之一寸五分是也。肺之募，中府二穴，在云门下一寸，乳上三肋间是也。心之募，巨阙一穴，在鸠尾下一寸是也。脾之募，章门二穴，在季胁下，直脐是也。肝之募，期门二穴，在不容两旁一寸五分是也。肾之募，京门二穴，在腰中，季胁本是也。

杨曰：腹为阴，五脏之募皆在腹，故云募皆在阴。背为阳，五脏之俞皆在背，故云俞皆在阳。内脏有病，则出行于阳，阳俞在背也。外体有病，则入行于阴，阴募在腹也。故针法云：从阳引阴，从阴引阳，此之谓也。

六十八难曰：五脏六腑，各有井、荥、俞、经、合，皆何所主？然：经言所出为井，所流为荥，所注为俞，所行为经，所入为合。井主心下满。

吕曰：井者木，木者肝，肝主满也。

虞曰：井法木以应肝脾，位在心下。今邪在肝，肝乘脾，故心下满。今治之于井，不令木乘土也。

荥主身热。

吕曰：荥者火，火者心，心主身热也。

虞曰：荥为火以法心，肺属金，外主皮毛。今心火灼于肺金，故身热，谓邪在心也。故治之于荥，不令火乘金，则身热必愈也。

俞主体重节痛。

吕曰：俞者土，土者脾，脾主体重也。

虞曰：俞者，法土应脾。今邪在土，土必刑水，水者肾，肾主骨，故病则节痛。邪在土，土自病则体重，宜治于俞穴。

经主喘、咳、寒热。

吕曰：经者金，金主肺，肺主寒热也。

虞曰：经法金应肺。今邪在经，则肺为病，得寒则咳，得热则喘，今邪在金，金必刑木，木者肝，肝在志为怒，怒则气逆乘肺，故喘。何以然？谓肝之支别，从肝别贯膈，上注肺。《脉要精微论》曰：血在胁下，令人喘逆，此之谓也。治之于经，则金不刑于木矣。

合主逆气而泄。

吕曰：合者水，水主肾，肾主泄也。

虞曰：合法水应肾，肾气不足，伤于冲脉，则气逆而里急。肾主开窍于二阴，肾气不禁，故泄注。邪在水，水必乘火。火者，心，法不受病，肝木为心火之母，为肾水之子，一忧母受邪，二忧子被刑。肝在志为怒，忧则怒，怒则气逆故也。此五行更相乘克，故病有异同。今治之于合，不令水乘火，则肝木不忧，故气逆止。邪不在肾，则无注泄。以上井、荥、俞、经、合，法五行，应五脏，邪凑其中，故主病如是。善诊者，审而行之，则知自病，或相乘，虚则补之，实则泻之。

此五脏六腑，其井、荥、俞、经、合所主病也。

丁曰：此是五脏井、荥、俞、经、合也。经言井主心下满者，为肝病，即逆满，当取其诸井，以主其心下满也。荥主身热者，荥者，火也，故身热，当取其诸荥，以主其热也。俞主体重节痛，俞者，土也，故令体重节痛，当取其诸俞以主其体重节痛也。经主喘咳寒热，经者，金也，故喘咳而发寒热，当取其诸经，以主其喘咳寒热也。合主逆气而泄，合为水，水主泄，当取其诸合，以主逆气而泄也。

虞曰：以上井、荥、俞、经、合之生病，各依其时而调治之，谓四时之邪，各凑荥、俞中留止也。

用针补泻第十三凡十三首

六十九难曰：经言虚者补之，实者泻之。不实不虚，以经取之。何谓也？

然：虚者补其母，实者泻其子。当先补之，然后泻之。不实不虚，以经取之者，是正经自生病，不中他邪也，当自取其经，故言以经取之。

丁曰：此经先立井、荥、俞、经、合配象五行，即以十二经中各有子母，递相生养，然后言用针补泻之法也。假令足厥阴肝之络中虚，即补其足厥阴经合，是母也。实即泻足厥阴经荥，是子也。如无他邪，即当自取其经，故言以经取之也。

杨曰：春得肾脉为虚邪，是肾虚不能传气于肝，故补肾。肾有病则传之于肝，肝为肾子，故曰补其母也。春得心脉为实邪，是心气盛实，逆来乘肝，故泻心。心平则肝气通，肝为心母，故曰泻其子也。不实不虚，是诸脏不相乘也。春得弦多及但弦者，皆是肝脏自病也，则自于足厥阴少阳之经而补泻焉，当经有金、木、水、火、土，随时而取之也。

七十难曰：经言春夏刺浅，秋冬刺深者，何谓也？然：春夏者，阳气在上，人气亦在上，故当浅取之。秋冬者，阳气在下，人气亦在下，故当深取之。

丁曰：春夏刺浅，秋冬刺深者，经言春夏刺井、荥，从肌肉浅薄之处；秋冬刺经、合，从肌肉深厚之处。此是四时随所在刺之也。

杨曰：经言春气在毫毛，夏气在皮肤，秋气在分肉，冬气在筋骨，此四时之气也。其四时受病，亦各随正气之深浅，故用针者治病，各依四时气之深浅而取之也。

春夏各致一阴，秋冬各致一阳者，何谓也？然：春夏温必致一阴者，初下针，沉之至肾肝之部，得气引持之阴也。

虞曰：经言春夏养阳，言取一阴之气以养于阳，虑成孤阳。致者，都也，及也，言到于肾肝引持一阴之气。斥肾，乃阴也。

秋冬寒必致一阳者，初内针，浅而浮之，至心肺之部，得气推内之阳也。

虞曰： 经言秋冬养阴，言至阴用事，无阳气以养其阴，故取一阳之气以养于阴，免成孤阴也。心肺，乃阳也，故言至心肺之部也。

是谓春夏必致一阴，秋冬必致一阳。

杨曰： 入皮三分，心肺之部，阳气所行也。入皮五分，肾肝之部，阴气所行也。阳为卫，阴为荣。春夏病行于阳，故引阴以和阳。秋冬病行于阴，故内阳以和阴也。

虞曰： 杨氏所注言三分为心肺之部，五分为肝肾之部，此乃《玄珠密语》，分元地气而言之，故有三分五分之说也。

丁曰： 人之肌肤，皆有厚薄之处，但皮肤之上，为心肺之部，阳气所行；肌肉之下，为肾肝之部，阴气所行。其春夏阳气上胜，所用针沉，手内针至肾肝之部，得气引持阴气，以和其阳气，故春夏必致一阴也。秋冬阴气下降，所用针浮，手至心肺之部，得气推内针入，引持阳气，以和其阴气也，故秋冬必致一阳也。所以经云，春夏必致一阴，秋冬必致一阳也。

七十一难曰： 经言刺荣无伤卫，刺卫无伤荣，何谓也？然：针阳者，卧针而刺之；刺阴者，先以左手摄按所针荣、俞之处，气散乃内针，是谓刺荣无伤卫，刺卫无伤荣也。

丁曰： 人之荣为阴，卫为阳，二者为之表里。其卧针取之，恐伤于荣也。针荣先以左手摄按所刺之穴，令阳散而内针者，盖恐伤于卫也。

杨曰： 入皮三分为卫气，病在卫，用针则浅，故卧针而刺之，恐其深伤荣气故也。入皮五分为荣气，故先按所针之穴，待气散乃内针，恐伤卫气故也。

虞曰： 三阴三阳，各主气血，至有多少不同，故圣人说行针之道，无令至有伤于荣也。《血气形志篇》曰：太阳多血少气，少阳少血多气，阳明多气多血，厥阴多血少气，少阴多气少血，太阴多气少血。启玄子注曰：血气多少，天之常数，故用针之道，常泻其多也。

七十二难曰：经言能知迎随之气，可令调之。调气之方，必在阴阳。何谓也？然：所谓迎随者，知荣卫之流行，经脉之往来也，随其逆顺而取之，故曰迎随。调气之方，必在阴阳者，知其内外表里，随其阴阳而调之，故曰：调气之方，必在阴阳。

丁曰：夫荣卫通流，散行十二经之内，即有始有终。其始自中焦，注手太阴一经一络，然后注手阳明注一经一络。其经络有二十四，日有二十四时，皆相合。比凡气始至而用针取之，名曰迎而夺之。其气流注终而内针，出而扪其穴，名曰随而济之。又补其母亦名曰随而补之，泻其子亦名曰迎而夺之。又随呼吸出内其针，亦曰迎随也。此者是调阴阳之法，故曰：必在阴阳也。

杨曰：荣气者，常行不已。卫气者，昼行于身体，夜行于脏腑。迎者，逆也。随者，顺也。谓卫气逆行，荣气顺行。病在阳，必候荣卫行至于阳分而刺之。病在阴，必候荣卫行至于阴分而刺之。是迎随之意也。又迎者，泻也。随者，补也。故经曰：迎而夺之，安得无虚？言泻之则虚也。随而济之，安得无实？言补之则实也。调气之方，必在阴阳者：阴虚阳实，则补阴泻阳，阳虚阴实，则补阳泻阴，或阳并于阴，阴并于阳，或阴阳俱虚，或阴阳俱实，皆随病所往而调其阴阳，则病无不已。

虞曰：迎，取也。乃五行六气，各有胜复，假令木气有余之年，于王前先泻其化源。《玄珠密语》曰：木之行胜也，苍埃先见于林木，木乃有声，宫音失调，倮虫不滋，湿雨失合，先于十二月泻其化源，故曰迎也。不足之年，补于化源，故曰随也。调气之方，必在阴阳者，言引外至内，引内至外也。谓月生无泻，月满无补，定人之呼吸，观日之寒温，从阳引阴，从阴引阳，春夏致一阴，秋冬致一阳。故曰：调气之方，必在阴阳也。知其内外表里者，谓察脉之浮沉，识病之虚实，以外知内，视表如里，故曰知其内外表里也。随其阴阳而调之者，谓各随病在何阴阳脉中而调治之也。

七十三难曰：诸井者，肌肉浅薄，气少，不足使也。刺之奈何？然：诸井者，木也；荥者，火也。火者，木之子。当刺井者，以荥泻之。故经言补者不可以为泻，泻者不可以为补，此之谓也。

丁曰：诸井在手足指梢，故言肌肉浅薄也。井为木，是火之母。荥为火，是木之子。故肝木实，泻其荥，肝木气虚不足，补其合，泻之复不能补，故言不可以为补也。

杨曰：冬刺井，病在脏，取之应井。应刺井者，则泻其荥，以去其病，故经曰：冬阴气紧，阳气伏，故取井以下阴气，逆取荥以通阳气也。

虞曰：不至而至，故春乃泻荥也。

七十四难曰：经言春刺井，夏刺荥，季夏刺俞，秋刺经，冬刺合者，何

谓也？然：春刺井者，邪在肝。夏刺荥者，邪在心。季夏刺俞者，邪在脾。秋刺经者，邪在肺。冬刺合者，邪在肾。

丁曰：其言春刺井者，谓邪在肝，无令肝木邪害于脾土，故刺诸井也。夏刺荥者，谓邪在心，无令心火邪害于肺金，故刺诸荥也。季夏刺俞者，谓邪在脾，无使脾土邪害于肾水，故刺诸俞也。秋刺经者，谓邪在肺，无令肺金邪害于肝木，故刺诸经也。冬刺合者，谓邪在肾，无令肾水邪害于心火，故刺诸合也。此是断五邪之原法也。

杨曰：用针微妙法无穷。若不深达变通，难以救疾者矣。至如此说，则是变通之义也。经云：冬刺井，春刺荥，此乃云春刺井，夏刺荥，理极精奇，特宜留思，不可固守，以一概之法也。

虞曰：春刺井，夏刺荥，季夏刺俞，秋刺经，冬刺合。乃经之大法也。七十三难以言春刺于荥，此乃休王未毕，火夺木王，法曰实邪，故泻之于荥。所以经言泻者，不可以为补也。

其肝、心、脾、肺、肾，而系于春夏秋冬者，何也？然：五脏一病辄有五也，假令肝病，色青者，肝也；臊臭者，肝也；喜酸者，肝也；喜呼者，肝也；喜泣者，肝也；其病众多，不可尽言也。四时有数而并系于春夏秋冬者也。针之要妙，在于秋毫者也。

丁曰：人之五脏系于四时，五脏一病辄有五者，谓五声、五色、五味、五液、五香、五臭。若持针者，皆能断其五邪，令中病原，故知针之要妙，在于秋毫，不可不通也。

杨曰：五脏六腑病，各有形证，今略举肝家一脏以为法尔。虽言春刺井，夏刺荥，若一脏有病，脉亦随之，诊而取之。假令肝自病，实则取肝中火泻之，虚则取肝中木补之，余皆仿此。即秋毫微细之意也，言用针微细若秋毫矣。

虞曰：五脏各有声、色、臭、味、液，以为形证，以合四时井、荥、俞、经、合，而行补泻之法也。微妙之理，若秋毫之在目也。

七十五难曰：经言东方实，西方虚，泻南方，补北方，何谓也？然：金、木、水、火、土，当更相平。东方，木也。西方，金也。木欲实，金当平之。火欲实，水当平之。土欲实，木当平之。金欲实，火当平之。水欲实，土当平之。东方，肝也，则知肝实。西方，肺也，则知肺虚。泻南方火，补北方水，南方火，火者，木之子也；北方水，水者，木之母也，水胜火，子能令母实，母能令子虚。故泻火补水，欲令金不得平木也。经曰：不能治其虚，何问其余。此之谓也。

丁曰：四方者，五行之正位也，其王应四时。即春应东方木，夏应南方火，秋应西方金，冬应北方水，长夏应中央土。南方火实，胜西方金，即北方水来复胜，火水且待争，反害于肺。今当先泻南方火，实即还北方水，肺金得平也。平者，调四方虚实之法也。

杨曰：五行以胜相加，故木胜土，金胜木。木，肝也；金，肺也。肺气虚弱，肝气强实，木反凌金，金家不伏，欲来平木，金木若战，二脏则伤。故用针者，诊知其候，则须泻心，心气既通，肝气则复。又补于肾，肾家得气，传而养肝，肝气已定，则肺不复来平肝，然后却补脾气，脾是肺母，母气传子，子便安定。故曰不能治其虚，何问其余。此之谓也。

一本说杨氏曰：金克木，今据肝家一条以例五脏：假令东方大肝实，西方金肺虚，肝木实凌肺金虚，金本克木，木伏金，肝欲制肺，肺乃不伏，二脏争胜，反害三火，宜泻其心。心属火，火者木之子，子气既通，肝虚则伏，肝气既复，则肺不复来，然后补其脾。脾是肺母，母气授子，子气便实，故言母能令子实，子能令母虚，不能治其虚，何问其余。

虞曰：五脏五行，更相平伏，宜凭补泻以调治之。《素问》曰：邪气盛则实，真气夺则虚，以下凡有虚实，皆准此也。经言木实金虚，泻火补水也。云木实者，谓木有余，则土遥畏之；土畏之，则金无所养而令金虚也。若不泻火，火必盛而烁金，金乃仇雠于木，金木相胜而致两相刑克，故泻火，火者，木之子，子合母气，木亦不实，火亦不平，金土亦无所畏，乃行气养于金也。金虚者，乃补水御火，补水养木，御火，火不平金，养木，木亦安复，故曰子能令母实也。木有余，则土乃畏木，土不能传气与金，金乃虚，故曰母能令子虚也。

七十六难曰：何谓补泻？当补之时，何所取气？当泻之时，何所置气？然：当补之时，从卫取气。

虞曰：肺行五气，溉灌五脏，通注六经，归于百脉。凡取气须自卫取气，得气乃推内针于所虚之经脉浅深分部之，所以补之。故曰：当补之时，从卫取气。此之谓也。

当泻之时，从荣置气。

虞曰：邪在荣分，故内针于所实之经，待气引针而泻之。故曰：当泻之时，从荣置气。置者，取也，迎也。

其阳气不足，阴气有余，当先补其阳，而后泻其阴。

虞曰：假令胆不足，肝有余，先补足少阳，而后泻足厥阴也。

阴气不足，阳气有余，当先补其阴，而后泻其阳。

虞曰：反于上法。

荣卫通行，此其要也。

杨曰：此是阴阳更虚更实之变，须通荣卫，病则愈也。

丁曰：其当补之时，从卫取气。卫者，阳也。故从卫取气，方其补也。当泻之时，从荣置气。荣者，阴也。故从荣置气，置荣而后泻之。阴阳有余不足，当先补其不足，然后泻其有余，故得荣卫通行，即是持针之要妙，故言其要也。

七十七难曰：经言上工治未病，中工治已病者，何谓也？然：所谓治未病者，见肝之病，则知肝当传之与脾，故先实其脾气，无令得受肝之邪，故曰治未病焉。中工治已病者，见肝之病，不晓相传，但一心治

肝，故曰治已病也。

丁曰：《素问》曰：春胜长夏，长夏胜冬，冬胜夏，夏胜秋，秋胜春，此四时五行相胜之理也。人之五脏，有余者行胜，不足者受邪。上工先补不足，无令受邪，而后泻有余，此是治未病也。中工持针，即便泻有余，故言治已病也。

杨曰：五脏得病，皆传其所胜，肝病传脾之类是也。若当其王时，则不受传，即不须行此方也。假令肝病当传脾，脾以季夏王，正王则不受邪，故不须实脾气也。若非季夏，则受肝邪，便当预令实脾气，勿令得受肝邪也。如此者，谓之上工。工，犹妙也，言妙达病源者也。中工未能全解，故止守一脏而已。

七十八难曰：针有补泻，何谓也？
然：补泻之法，非必呼吸出内针也。

杨曰：补者，呼则出针，泻者，吸则内针。故曰呼吸出内针也。

虞曰：胃用针补泻之法，呼吸取生成之数为之。

然知为针者，信其左。不知为针者，信其右。当刺之时，必先以左手厌按所针荥俞之处，弹而努之，爪而下之。其气之来，如动脉之状，顺针而刺之，得气，因推而内之，是谓补；动而伸之，是谓泻。不得气乃与，男外女内，不得气是谓十死不治也。

杨曰：凡欲下针之法，先知穴处，便以左手按之，乃以右手弹其所按之处，脉动应在左手之下，仍即以左手指按之，然后循针而刺之，待气应于针下，因推入荥中，此是补也。若得气便摇转而出之，此是泻也。若久留针而待气不至，则于卫中留针，待气久不得，又内入于荥中，久留待气，如其三处气候不应于针者，谓为阴阳俱尽，不可复针。如此之候，十人十死，故云十死不治。卫为阳，阳为外，故云男外，荥为阴，阴为内，故云女内也。

虞曰：自卫得气，推之于所虚之分，开穴出针，曰补也。自卫取气引针开穴出针，曰泻也。候吸内针，呼尽出针，曰先补后泻。反此行之，则曰先泻

后补也。《玄珠密语》称其补泻法云：按之得气，内
于天部，天部得气，推之至地部，天地气相接则出
针曰泻，反此行之曰补，与此义相反。

丁曰：知为针者信其左，谓左手先按所刺之穴，
以其气来，如动脉而应其手，即内其针，亦是迎而
夺之，为之泻，气过而顺针而刺之，是为随而济之
也。其男子阳气行于外，女人阴气行于内，男子则
轻手按其穴，女子则重手按其穴，过时而气不至，
不应其左手者，皆不可刺之也。刺之则无功，谓气
绝，故十死不治也，何待留针而候气也。

**七十九难曰：经言迎而夺之，安得
无虚，随而济之，安得无实，虚之与
实，若得若失，实之与虚，若有若无，
何谓也？ 然：迎而夺之者，泻其子也。随而济之
者，补其母也。假令心病，泻手心主俞。**

虞曰：心病却泻手心主俞，心者，法不受病。
受病者，心包络也。手心主者，则手厥阴心包络也，
包络中俞者，土也。心，火也。土是火子，乃泻其

俞，此乃泻子也。

是谓迎而夺之者也。

虞曰：迎谓取气，夺谓泻气也。

补手心主井，是谓随而济之者也。

虞曰：心火井木，今补心主之井，谓补母也。木者，火之母也。随谓自卫取气，济谓补不足之经。

所谓实之与虚者，牢濡之意也。

虞曰：牢濡，虚实之意也。

气来牢实者为得，濡虚者为失。故曰若得若失也。

杨曰：此是当脏自病，而行斯法，非五脏相乘也。

丁曰：五脏虚即补其母，是谓随而济之；实则泻其子，是谓迎而夺之。况欲行其补泻，即先候其五脏之脉，及所刺穴中如气来牢实者，可泻之；虚濡者，可补之。若持针不能明其牢濡者，故若得若失也。

八十难曰：经言有见如入，有见如出者，何谓也？然：所谓有见如入者，谓左手见气来至，乃内针，针入见气尽，乃出针，是谓有见如入，有见如出也。

丁曰：欲刺人脉，先以左手候其穴中之气，其气来而内针，候气尽乃出其针者，非迎随泻补之穴也。谓不虚不实，自取其经，施此法也。

杨曰：此还与弹而努之、爪而下之相类也。

八十一难曰：经言无实实虚虚，损不足而益有余，是寸口脉耶？将病自有虚实耶？其损益奈何？然：是病非谓寸口脉也，谓病自有虚实也。假令肝实而肺虚，肝者，木也，肺者，金也，金木当更相平，当知金平木。假令肺实而肝虚，微少气，用针不泻其肝，而反重实其肺，故曰实实虚虚，损不足而益有余。此者，中工之所害也。

丁曰：中者，伤也。谓昧学之工，不能明其五脏之刚柔，■针药误投，所以反增其害，十人全八，能知二脏也。令肝虚肺实，二脏之病，全六，反增其害也。

杨曰： 上工治未病，知其虚实之原，故补泻而得其宜，中工未审传病之本，所治反增其害也。

王翰林集注黄帝八十一难经卷之五

音释

六十七难：募 音暮

六十八难：厌 益涉切

跋

《难经集注》五卷，明·王九思等辑录吴·吕广、唐·杨玄操、宋·丁德用、虞庶、杨康侯注解者。按晁公武《郡斋读书志》载吕杨注一卷、丁注五卷、虞注五卷，陈振孙《书录解题》载丁注二卷，马端临《经籍考》引晁氏作吕杨注五卷。盖当时各家别行，至九思等始掇以辑便观览耳。叶盛《菉竹堂书目》载《难经集注》一册，不著撰人名氏，此则书名偶同，非九思所集。按王圻《续经籍考》载金·纪天锡《难经集注》五卷，盛之所收，恐此耳。盛，正统进士，九思，弘治进士，则其非是编也明矣。其他诸家藏弃书目，及乾隆《四库全书总目》，并未收入。若殷仲春《医藏目录》宜裒搜无遗，而亦遗之，盖似失传者。然以余不涉医家，但知据目录考之耳。因质诸医官多纪廉夫，廉夫云：近代医书，绝无援引，久疑散佚。廉夫于医家雅称赅洽，而其言如此，则知其果失传也。夫方伎一家，固有其人，其存其佚，何干我事。然小道可观，至理存焉，则竟非可弃也，癸亥花朝天瀑识。

《随身听中医传世经典系列》书目

一、医经类

黄帝内经·素问

黄帝内经·灵枢

内经知要

难经集注

二、伤寒金匮类

伤寒论

金匮要略

伤寒来苏集

伤寒贯珠集

注解伤寒论

三、诊法类

四诊抉微

濒湖脉学　奇经八脉考

脉诀汇辨

脉诀指掌病式图说

脉经

脉经直指

脉贯

脉理存真

赖氏脉案

辨症玉函　脉诀阐微

方氏脉症正宗

症因脉治

敖氏伤寒金镜录　伤寒舌鉴

诸病源候论

望诊遵经

四、本草方论类

本草备要

神农本草经百种录

神农本草经读

太平惠民和剂局方

汤头歌诀

医方集解

校正素问精要宣明论方

五、外科类

外科正宗

疡科心得集

洞天奥旨

六、妇科类

女科百问

女科要旨

傅青主女科

七、儿科类

小儿药证直诀

幼幼集成

幼科推拿秘书

八、疫病类

时病论

温疫论

温热经纬

温病条辨

九、针灸推拿类

十四经发挥

针灸大成

十、摄生调养类

饮膳正要

养生四要

随息居饮食谱

十一、杂著类

内外伤辨惑论

古今医案按

石室秘录

四圣心源

外经微言

兰室秘藏

血证论

医门法律

医林改错

医法圆通

医学三字经

医学心悟

医学启源

医学源流论

医宗必读

串雅内外编

证治汇补

扁鹊心书

笔花医镜

傅青主男科

脾胃论

儒门事亲

获取图书音频的步骤说明：

1. 使用微信"扫一扫"功能扫描书中二维码。
2. 注册用户，登录后输入激活码激活，即可免费听取音频（激活码仅可供一个账号激活，有效期为自激活之日起5年）。

医药大学堂
刮开涂层
获取图书激活码
www.yiyaodxt.com

上架建议：中医·古籍

ISBN 978-7-5214-3008-0

9 787521 430080 >

定价：28.00元